WAC BUNKO

免疫力こそすべて！

「不良老人」のススメ

村 康

WAC

はじめに――免疫力アップに〝不良老人〟宣言！

いつまでも健康で元気に、イキイキと暮らしたい――。誰もが思うことではないでしょうか。そのためには、どうすればいいか、**キーワードは「免疫」**です。

少し難しい話になりますが、免疫力を担っているのは、血液中の白血球。白血球のなかにはマクロファージ、顆粒球《かりゅうきゅう》、リンパ球が存在し、外から侵入したウイルスを処理するのはリンパ球です。リンパ球はウイルスを記憶し、2度と侵入されないように記憶する。これを「獲得免疫」といい、一般的に「免疫」と呼ばれるものです。本書でも詳しく述べますが、リンパ球にはT細胞、B細胞、NK（ナチュラル・キラー）細胞があります。わかりやすくいえば、T細胞とB細胞は外敵と戦う「軍隊」、NK細胞は「街のお巡りさん」のような存在です。

T細胞とB細胞は加齢の影響を受けません。100歳くらいでは、まったく衰えない。その証拠に、100歳の人にインフルエンザのワクチンを打っても効果があります。一方、NK細胞は最前線で身体のパトロールをし、悪い人（ウイルス・がん細胞など）がいたら取り締まる役割を持ちます。

新型コロナウイルス感染者の大半が無症状か軽症なのは、軍隊が出るまでもなく、お巡りさんが対処しているから。ところが軍隊と違い、お巡りさんは加齢やストレス、栄養状態などでときどき弱体化してしまう。お巡りさんが弱っていたら、いよいよ軍隊の出番。「発熱」は軍隊が戦っている証拠です。では重症化を防ぐため、最前線で戦うお巡りさん＝NK細胞を活性化させるには何をすべきか――。

日々の生活の中で免疫力を高める工夫が必要です。**私が提案したいのは〝不良老人〟のススメ。**〝不良〟というと、ネガティブなイメージを持つ方もおられるでしょうが、そうではありません。いつまでも夢や希望を忘れないようにすることです。「ストレス」を命名したハンガリー系カナダ人の医学者、ハンス・セリエ（1907～82年）は、ストレスには2種類あるとしています。アクティブなストレスと、ネガティブなストレスです。アクティブなストレスとは、目標・目的をもって、それに突き進んでいくこと。そんな人はエネルギーに満ちて、長生きします。

105歳で亡くなった聖路加《せいろか》国際病院名誉院長の日野原重明《ひのはらしげあき》先生は夢を持ち続けていました。日野原先生が100歳のときの記念講演で、101歳、102歳、103歳と、3年間の日記をすでに持っていると話された。しかも予定がびっしり書き込まれているという。驚きましたね。日野原先生は「何歳まで生きると自分で決めろ」ともおっしゃっていた。日野原先生が100歳のとき、血液検査をしたことがあります。NK細胞がどれほど活発か調べたのですが、普通の人と同じく高い数値を示しました。同年代の人も調べようとしたのですが、みな亡くなっていました。NK活性が低かったので、早くに亡くなってしまったのです。**80歳以上の長寿の方は、みなNK細胞が活発です。**NK細胞の重要性がわかります。

タバコと酒は適度に嗜もう

実は、喫煙者はNK活性が高いことがわかっています。コロナの感染者でも、喫煙者の数はとても少ない。フランスでも、そのような研究発表がされています。ニコチンの成分が作用しているのではないかと分析していますが、確かなことはまだわかりません。

東洋大学での実験でも、喫煙者と非喫煙者でNK細胞の動向を調べたところ、喫煙者のほうが活発であることが判明しました。一般的に喫煙者のほうが風邪を引きにくいという統計データもあります。喫煙のときは深呼吸をしますから、精神的にリラックスします。それがNK細胞の活性化につながる。ただ、吸いすぎは要注意です。1日2箱以上吸うようだと、肺気腫《きしゅ》になる可能性が高まります。肺気腫はウイルスに弱いですから、気を付けなければなりません。コロナで亡くなった志村けんさんも肺気腫でした。亡くなる4年前、タバコを吸うことを止められたほど、肺がボロボロの状態だったのです。

お酒はどうでしょうか。お酒への耐性は個人差が大きい。気を付けていただきたいのは、二日酔いをするような飲み方は、いいことが一つもないということ。ただし、**適度な飲酒はNK細胞の活性化につながります。**アルコールを体内に摂取することは、いわば体の細胞をイジメているようなもの。イジメられると、体に修復機転が働きます。毎日、適度な量を飲むと体の健康にはいい。実際に、100歳を超えた長寿の方でも、お酒を飲まれる方は多い。まさに〝不良老人〟を体現しています。ほかにもNK細胞を活性化させる方法がいくつかあります。本文に詳述していますので、ぜひご参照ください。

コロナとはあと10年付き合うつもりで!

今回のコロナ騒ぎで、皆様の免疫に関する知識も広まりました。ウイルス感染に対して、頼りになるのは体の免疫系だけです。

一方、大きな感染源である細菌やカビに対して、免疫も頼りない一面がありますが、抗生物質という強力な武器があります。ウイルスのような小さな敵には免疫、大きな細菌に対しては抗生物質が、大きな助太刀《すけだち》となります。**免疫は一度、ウイルスのような外敵と戦うと、「免疫記憶」と言われていますが、相手をよく覚え込みます。**命にかかわるような強いウイルスに関しては、ルイ・パスツール(1822~

95年。フランスの細菌学者）の頃から、ワクチンが開発され、人類を守ってきました。ワクチンによって今は世から消え去った天然痘をはじめ、いくつかのウイルス感染にはワクチンは極めて有効です。ワクチンは免疫系の仮想敵国を想定した軍事訓練のようなものだからです。

しかし、ウイルスにもいろいろな種類があり、一度、軍事訓練をしておくと、長い間、相手を記憶しており、いつでも軍が発動できるような印象強いものから、すぐに忘れてしまうものまで、ズラリと知られています。

印象強いものの代表的なウイルスが、麻疹《はしか》や天然痘ウイルスです。一回、ワクチンを接種しておけば一生問題ありません。

その反面、風邪のウイルスのアデノウイルスやコロナウイルスに対しては、少しは覚えていますが、印象が浅く、すぐに忘れてしまいます。年に2度以上、風邪を引く方もいます。今回の新型コロナウイルスも印象が浅く、何回、ワクチンを接種しても、すぐに忘れてしまいます。ワクチンはあまりあてにならないのです。

ほとんどの人は普段の風邪と同じように1～2週間程度で免疫ができ、治癒《ちゆ》します。ただ幼児や高齢者など、免疫力の低い人が重症化することもある。

今回のコロナウイルスのような、ある意味、弱いウイルスが一度、日本に入ると居ついてしまい、10年以上は、感染者が続くでしょう。

もうコロナなんか忘れよう!

新型コロナウイルスに対抗するために最も有効にはたらくものは何か――。やはり「免疫」です。有効なワクチンがなく、特効薬が開発されていない以上、免疫しか頼りにならないと言っていい。人間はウイルスに感染すると1～2週間で抗体ができて免疫が生じます。ウイルスはこれで撃退される。インフルエンザのような強いウイルスであっても、それは変わりません。

インフルエンザは11月下旬に渡り鳥がウイルスを運んできて、感染者が爆発的に増えていく。ところが、春が近づくと発症率がガクンと下がる。治癒した人は免疫があり感染しないので感染拡大に歯止めがかかるのです。

健常な方たちもあちこちで多かれ少なかれウイルスに暴露されており、知らず知らずにある程度、免疫ができています。これを「集団免疫」といいます。

日本の新型コロナウイルスによる致死率は、他国と比較してもかなり低い。コロナで亡くなった方をよく調べてみると基礎疾患を持っていたり、日常的に薬を投与している方に多いことがわかっています。

そもそも、日本人は健康的な国民性です。日頃の衛生意識の高さに加え、国民皆保険制度によって普通の風邪でも病院へ行く習慣があり、病気を患《わずら》っても完治させている人が多い。さらに経済格差も小さく、栄養状態がいい。

むしろ**過度な自粛は精神的なストレスとなり、免疫機能にも悪影響を及ぼします。**

国立感染研究所は「ウィズコロナ」を提唱していますが、コロナなんか気にせず「フォーゲット・コロナ（コロナを忘れろ）」とも言われています。変に気にすると、むしろストレスがかかり、病気になりやすい。

新型コロナウイルスとの戦いは、「終わりなき旅」ではありません。必要以上に怖《お》めず臆せず、腹を据《す》えて、気軽な気持ちで臨むことが大切です。

免疫力こそすべて！
「不良老人」のススメ

◉目次

はじめに——免疫力アップに〝不良老人〟宣言！…… 3

序章 21世紀は〝心の世紀〟…… 19

20世紀の薬の3大発見…… 20
いい加減で楽観的な人ほど長生きする…… 22
自己犠牲的で自分の感情を抑える「いい人」はがんになりやすい…… 25
健康管理に真面目な人は短命？…… 27
「いい人」をやめて、身勝手でマイペース人間に…… 31

第1章 自分でできる免疫力アップ
——がん細胞、コロナウイルスをやっつけるNK細胞活性化のノウハウ…… 35

免疫の基本はリンパ球…… 36
T細胞、B細胞は年齢にも気分にも左右されない…… 39
がん細胞をやっつけるのがNK細胞…… 42

ＮＫ細胞はネガティブなストレスのときにがくんと下がる …… 45
ＮＫ細胞は昼は高く、夜は低い …… 48
50代になったらＮＫ細胞を活性化する生活を …… 50
笑うことでＮＫ活性が上がり、コロナにも打ち勝てる …… 52
ほどほどの「ちんたら運動」が体にいい …… 55

第2章 薬と医者は遠ざける ……61
――間違いだらけの〝健康常識〟

(1) 血圧もコレステロールもある程度高くても大丈夫 …… 62
風邪とインフルエンザはまったく違う病気 …… 62
なぜコレステロールが悪者になったのか …… 66
悪玉コレステロールも大事な役割をしている …… 69
コレステロール値が低いとがんになる危険が高くなる …… 71

コレステロール値が高いと感染症にも生き残れる……74
総コレステロール値は300㎎／㎗以下なら放っておいていい……77
血圧は180以下なら気にする必要はない……80
(2) **粗食信仰とタバコ悪者説の大間違い**……85
ちょい太めの人のほうが長生きする……85
バラエティ豊かに好きなものを食べる……87
ダイエットも粗食も体に悪い……90
タバコと肺がんには因果関係はない……92
ニコチンはストレスを解消させる……94
50歳まで吸い続けてきた人はやめなくていい……98
(3) **薬も医者もできるだけやめる**……101
薬を飲むほど病気が治りにくく、危険が高くなる……101
「薬は飲まない」「医者にはかからない」が一番の健康法……105

検査で注意すること、しなくていいこと……109
がんになってしまったら……114
70歳以上であれば、がんは放っておいても余命は変わらない……118

第3章 病気と免疫の関係 ――ここまでわかった最新の免疫学

……121
マクロファージと顆粒球の役割……122
T細胞には攻撃を仕掛けるものや抑制するものがある……125
T細胞は地上軍、B細胞はミサイル発射……128
がん細胞を見つけ死滅させるNK細胞の発見……132
NK細胞発見の裏話……135
NK活性が低いとがんになりやすい……138
新たながん治療への光明、NKT細胞……141

怖いのは免疫不全 143
自分を守るべき軍隊が自分を攻撃してしまう「免疫病」 147
新型コロナウイルスで花粉症が止まる？ 150
アトピー性皮膚炎と石鹸の因果関係？ 155

第4章 ちょい不真面目な人は病気にならない

――「健康長寿」のための生活習慣

157
(1)「若返り」の薬よりも、ちんたら運動で「健康長寿」 158
「長寿」を犠牲にしても「不老」を求める人たち 158
単に長生きするだけなら方法はある 160
アンチエイジング治療は危険が大きい 162
成長ホルモンで若返る？ 166
50歳過ぎたら運動のやり過ぎは禁物 169

体育会系出身者のほうが寿命が短い……172
週3時間以上の運動で細胞の寿命が長くなる?……174
「ちんたら運動」が体にいい……176

(2) **腸内を健康に保てば免疫力が高まる**……180

粗食は体に悪い、歳をとっても肉も魚介類も何でも食べる……180
納豆、キノコ類はNK細胞を活性化する……183
腸内には免疫細胞の70%が集まっている……186
小腸は脳の支配を受けない……188
高齢になるほど腸内の善玉菌が少なくなる……190
乳酸菌が長寿に効果……193
体を温めるとNK細胞が活性化する……197

(3) **「いい人」をやめれば病気にならない**……200

感情はため込まないで解放させる……200

仲間をつくるようにする……202
思い切って「いい人」をやめよう!……204
独身者は寿命が短い……206
男性が健康で長生きするには、そばに女性がいることが必要……209
お金と権力への執着が強い人ほど長生きする……211
脳と免疫……213
「健康長寿」への7つの習慣……217
おわりに――生きがいを追いかけている時こそ一番健康な時……220

取材協力　荒井敏由紀
装幀　須川貴弘(WAC装幀室)

本書は、弊社より2020年4月に発行された『健康常識はウソだらけ コロナにも負けない免疫力アップ』を改題・改訂し、WAC BUNKO化しました。

序章

21世紀は〝心の世紀〟

20世紀の薬の3大発見

人の死の2～3割は〝運に左右される〟と言われています。たとえば、普通に生活をしていても、コロナウイルスにかかる人とかからない人がいます。かかっても重病になる人もいれば軽症の人もいます。

ほかにも脳梗塞《のうこうそく》や心疾患《しんしっかん》は時間との戦いで、倒れても早く治療ができた場合と、時間が経って手遅れになったケースとでは決定的な差が出ます。夏にゴルフ場で亡くなる方がいますが、救急学会の先生に聞くと、そのほとんどは前夜の深酒が原因だとのこと。ほかに、正月のモチがのどに詰まって亡くなる方が年間約400名、血圧の薬を飲んで入浴し、風呂場で倒れる方が年間4000名いますが、これらは少し注意すれば防げるケースです。ここではそれ以外の7～8割、医師とゆっくり相談しながら治療できる慢性の病気を中心に解説します。

20世紀の薬の3大発見は何と言ってもビタミン、抗生物質、副腎皮質《ふくじんひしつ》ホルモン（ステロイドホルモン）です。免疫《めんえき》に関しては、ワクチンの開発で多くの感染症が制御できるようになりました。では、21世紀の医学の進展に期待されるものは何でしょうか。

昨今の大きな話題の一つが再生医療の分野です。駄目になった細胞や臓器を再生しようという試みで、いわば幹細胞《かんさいぼう》という種を植え、臓器にあたる茎《くき》や枝を育て、花を咲かせるといったやり方です。この分野は日進月歩で、今世紀中にいくつかの疾患に応用されるはずです。私が思うに、もう一つ大きな期待が寄せられているのは心の医学の進展です。21世紀は〝心の世紀〟でもあるのです。

ヨーロッパではがんで死を宣告されると、フランスのルルドの泉に行き、願をかけるそうです。1億人が出かけたとすると、そのうち約150人はがんによる死から逃れられるそうです。ただの迷信だと言われるかもしれませんが、要するに〝心の持ち方〟が大切なのです。

乳がん末期の方々を、がんを受け入れて薬で身体的・精神的苦痛を取り除いた人たちと、多少の苦痛はあってもがんと戦い生き抜こうとする人たちの2群に分け、両者の予後を比較すると、後者の前向きな人々のほうが圧倒的によいという統計が知られています。この例のように、気の持ちようが身体に影響を及ぼす事象は数多く知られています。

その科学的な裏付けはまだ解明されていません。もしそのメカニズムがわかれば、がんをはじめ多くの治療に役立ち、寿命をさらに延ばすこともできるはずです。心の動きが何を介して、体に影響を与えているのか――。それを解明するのが21世紀の医学に期待されています。

その一つのヒントは体の免疫系にあるのではないでしょうか。ここでは、心の世紀に大きく関与していると思われる免疫系に焦点を当ててみましょう。

いい加減で楽観的な人ほど長生きする

〝楽観的な人〟と〝悲観的な人〟、どちらが健康でしょうか。みなさん、楽観的な人だろうと想像するでしょう。たしかに、楽観的か悲観的かは、その人の健康と大いに関係があります。

こんな興味深い調査があります。イギリスの学者が、ユーゴスラビア（当時）の1500人、それも家を1軒ずつ飛ばして1500軒の40～50歳ぐらいの家の主について、性格と寿命を調べたことがあります。

家の主は、それぞれにある目的を持って生活しています。その目的がうまくいかなかったとき、**全部自分のせいにして、内にこもってしまうような真面目なタイプの人が一番早死にする。**しかも8割ぐらいの人ががんで死にました。

それに対して、うまくいかなかったことを人のせいにしてしまう人は長生きしていました。あるいは、人のせいにしなくても、Aで駄目ならばBにすればいいと、うまく切り替えることができるような人は長生きだったのです。

つまり、何かうまくいかなくなったときに自分の責任だと思うような真面目な人は悲観的になり、内にこもってしまいます。そうした人は早死にしてしまうというわけです。自分を責めることで、免疫力《めんえきりょく》を落とすからだと予測できます。

それに対して、**人のせいにしたり、切り替えたりできるような楽観的で、いい加減な人のほうが長生きできます。**

性格とがんとの関係についての研究はいろいろありますが、古くは、心理学者のハンス・アイゼンク博士（1916〜97年）が行った研究があります。

それによると、がんになりやすい性格は、周囲との調和を優先し、感情を抑えがちで、悲しみや不安を感じても表情に表すことが少なく、自分の中に抱え込んでしまうタイプです。そして、失敗したりすると、すべて自分のせいにし、ふさぎ込むなど精神的なダメージが大きい。

また脳卒中《のうそっちゅう》についても、楽観的な人のほうが発症リスクが低下するという調査もあります。ミシガン大学のエリック・キム氏（Eric S.Kim）による50歳以上の6044人を対象にした調査では、1〜16点で自己評価させる楽観度テストを行い、2006〜08年の2年間をフォローしたところ、楽観度が一段階上がると、脳卒中の発症リスクが9％低下したとのことです。

何かあると自分を責める傾向がある人は、どうしても悲観的になりやすいのですね。逆に、楽観的な人は能天気で、失敗しても自分を責めることはあまりありません。「運が悪かった」「あいつが悪かった」と、運や自分以外の人に責任転嫁する傾向があります。そしてそんな失敗をすぐに忘れて、別のことに目を向けることができます。多少いい加減なところがある人のほうが健康で長生きできるのです。

自己犠牲的で自分の感情を抑える「いい人」はがんになりやすい

何かあると、自分に悪いところがあったのではないかなどと、自分を責めやすい人は、そのことにいつまでもうじうじととらわれます。そういう人は、他人から見ると、真面目で責任感が強く、「いい人」でしょう。

そういう意味では「いい人」ほど、何かあると考え過ぎたり、心配し過ぎてしまいます。そうしたパターンに入り込むと、がんにもなりやすく、脳卒中などにもなりやすいのです。

このような「いい人」を、がん患者によく見られる性格「タイプC」と名づけた有名な調査があります。アメリカの心理学者リディア・テモショックとサイエンスライターのヘンリー・ドレイアの調査（訳書『がん性格　タイプC症候群』1997年）です。

テモショックらは、進行したがん患者150人以上を面接調査し、その4分の3以上に見られる性格を「タイプC」と名づけました。その性格とは、怒らない、不安、悲しみ、恐れなどのネガティブな感情を表さない。仕事、家族などの人間関係で、忍耐強く、控えめで協力的、自分の要求や願望よりも他人に気をつかい、自己犠牲的になりやすいなどです。まさに真面目で「いい人」です。

自分の正直な気持ちを表すこともなく、自分を抑えて他人に合わせるようなタイプですから、**タイプCは、人づき合いによって非常にストレスをためやすい**。嫌なことがあったり、人から失礼なことを言われても、怒ることなく、不快な感情を抑え込んでしまい、表しません。周囲に気をつかい、つねに譲歩的で、我慢強い、真面目で几帳面な、とても「いい人」です。

しかし、自分の素直な感情を心の奥で抑え込んでいるため、ストレスがたまります。そうしたストレスが免疫力（あとで説明しますが、ことにNK細胞）を低下させ、がんの進行を早めたのではないか、というわけです。つまり、「いい人」であり続けたために免疫力が落ちたと考えられます。

さらに、アメリカのジョンズ・ホプキンス大学での調査（1974年から30年にわたり、医学生900人を対象）では、青年期から中年期にかけてがんを発症した人は、幼い頃に親に甘えることができなかった体験を持っているという共通点がありました。そのために、自分の感情を抑圧するようになったと考えられます。

がんなどの病気にならないためには、「いい人」をやめるほうがいい。あまり、周囲のこと、人のことなどに、あれこれ気をつかわずに、自分の要求、願望に忠実で、自分の気持ちをある程度、素直に表したほうが健康のためにもいいのです。

健康管理に真面目な人は短命？

いきなり、真面目で「いい人」のほうが病気になりやすく、健康に悪いと言われれば、びっくりするかもしれませんね。真面目な人は定期的に健康診断もきちんと受診し、食事などにも気をつけているものです。しかし、健康第一でコレステロール値や糖尿病の数値などをあまりにも気にしすぎるのは、かえって病気になりやすいのです。

ある生命保険会社のデータがあります。株式1部上場企業の定年を部長職で迎えられた方は、その後の平均余命が比較的短く、8年前後だというのです。きっと典型的な真面目な日本人とも言える方たちが多いのでしょう。役員や社長にまで出世した〝チョイ悪〟の方たちの寿命はもっと長いとのことです。

似たような話は外国にもあります。その一つがフィンランドで行われた有名な調査です。1974年から15年間にわたり、40～45歳の生活環境が似ている上級管理職1200人を、600人ずつ、健康管理をしっかりと行うグループと、何もしないグループの二つに分けて追跡調査をしました。

健康管理をしっかりするグループは、年に2回、定期的に健康診断を義務づけ、栄養学的なチェックも行い、飲酒、たばこ、砂糖などの摂取は控えさせ、適度な運動をさせます。つまり、食事も含めて可能な限り「健康的」な生活を送ってもらいます。

残る半数は、飲酒や喫煙、食事の内容にも制限を設けず、自由に生活してもらったのです。調査の目的については一切知らせずに、定期的に健康調査票に回答を書き込んでもらうだけです。

その状態を5年間続け、そのあと10年間の観察期間ののちに集計しました。被験者たちは、55〜60歳と、そろそろ体のいろいろなところに故障が出る年代です。

健康的だったはずの前者のグループでは600中67人が死亡したのに対し、自由放任の後者では46人しか亡くなっていませんでした。

心臓血管系の病気や高血圧、がんなどの病気による死亡者数、自殺者数、そのいずれも、健康管理を行った「真面目グループ」のほうが多かったのです。

つまり、健康に気をつかっていない「不真面目グループ」のほうが、病気もしないし、死亡率も低かったわけです。「不真面目グループ」のほうが「真面目グループ」よりも健康に生きることができるという結果が出たのです。それが「フィンランド症候群」と呼ばれる有名な調査です。

なぜ、このような結果になったのでしょうか。その大きな理由は、健康管理をしっかりとした人たちは、窮屈《きゅうくつ》な暮らしを強いられたため、それがかえってストレスになり、免疫の働きが弱ったのではないか、ということです。

また、「真面目グループ」は自殺者が何人かいたのに対し、「不真面目グループ」には1人もいませんでした。それにはコレステロールの数値を徹底的に管理したことも関係していると考えられます。コレステロールを下げる薬を飲むことによって、うつ状態になった可能性があるからです。

コレステロールの問題についてはあとで詳しく述べますが、ここで簡単に述べておくと、最近、コレステロールは悪者にされていますが、コレステロールは多くのホルモンのもとです。日本では、240㎎／dℓ以上になると治療をすすめられますが、アメリカでは300㎎／dℓ以上で、国や医者によって、正常とされる値は異なります。

コレステロール値が高めのほうが長生きしているという医学的なデータもありま

す。逆に、150㎎／dℓ以下と低い人は、うつ病にかかりやすく、発がん率も高く、むしろ早死にしているケースが多いのです。

「いい人」をやめて、身勝手でマイペース人間に

さきほど、真面目で「いい人」であるタイプCを紹介しましたが、タイプAとタイプBについても紹介しておきましょう。タイプAとタイプBは、M・フリードマンとR・H・ローゼンマンによって分類されたものです。

タイプAとは、精力的、野心的で競争心が強く、挑戦的で出世欲が強く、攻撃的で人と敵対する、怒りっぽい性格です。行動は機敏で、せっかちで、負けず嫌いで、多くの仕事を抱え込むタイプです。怒りっぽく興奮しやすいので、血圧が一気に上昇することがしばしばあり、心臓や脳の血管に負担がかかりやすい。

タイプAの人はストレスの多い生活を自ら選ぶ傾向があり、そのストレスの自覚もあまりありません。そのため、自分で気づかないうちにストレスをため、つねに

交感神経が緊張しているので血圧が高くなり、狭心症《きょうしんしょう》や心筋梗塞《しんきんこうそく》などの心臓疾患や脳出血などの危険も高くなります。

厳しい企業社会では、タイプAの行動パターンは成功するための一つの条件とも言えるでしょう。実際、出世の階段を上るエリートやトップに上りつめるような人などには、こういうタイプが多いのですが、せっかく頑張っても、途中で体を壊す人も多くいます。ついでに触れておくと、かっとしやすく、怒りっぽい人は事故にも遭いやすいという報告もあります。アメリカ・ミズーリ州の救急外来患者2417人の調査によると、負傷者の18%は怪我をする直前に誰かに怒っており、33%がいらいらしていたということです。タイプAではなくても、**短気でカッとしやすい人は事故を起こしたり、病気にもなりやすい**のです。

それに対し、タイプBは、タイプAとは反対に、他人との競争を好まず、勝ち負けにこだわらず、野心があまりなく、マイペースであくせくしないタイプです。行動もゆったりしており、穏やかで、あまり怒りません。自分が疲れていると思ったら、それ以上無理に仕事をしないし、それで上司からの評価が多少下がっても、それほどこだわりません。いわばマイペースののんびりタイプですね。

このタイプBの人に比べると、タイプAの人は2倍も心臓疾患になりやすいと報告されています。

タイプCが悲観的で、真面目で「いい人」と言えるのに対して、タイプA、タイプBについては、どちらが楽観的か悲観的か、真面目か不真面目か、「いい人」かそうでないかということはできません。タイプAで楽観的な人もいれば悲観的な人もいるでしょうし、タイプBにも楽観的な人も悲観的な人もいるでしょう。同様に、どちらのタイプにも、いい人もそうでない人もいるでしょう。

いまお話ししてきた、三つのタイプでもっとも病気になりやすく短命なのは、タイプCです。自分の気持ちを抑えるような真面目で「いい人」のほうが、がんや脳卒中などの病気になりやすい。「いい人」というわけではありませんが、タイプAも血管系の病気になる危険性も大きいと言えます。

もっとも健康的な性格がタイプBです。出世などにこだわらず、マイペースでものごとにこだわらず、多少身勝手なところがある、適当さがいいのです。しかも、タイプAのように敵対心がないので、人間関係も無難にこなせます。

誰もが、この3つのタイプに分けられるわけではないと思います。多少ミックスされているでしょう。どの傾向が強いか、自分で判断してみてください。

いずれにしても、真面目で、人からどう見られているかを気にしたり、人に気づかい過ぎて、自分の気持ちを抑え、うまくいかないと自分を責める傾向がある人は、そんな「いい人」であることをさっさとやめることです。

「まあ、仕方がない」とか「自分のせいではない」と思えるような、**適度な「いい加減さ」も必要**です。自分の気持ちを大切にし、多少、人からは身勝手に思われても構わないと居直るくらいでいいのです。

よくお葬式の席で、「いい人だったのに、若死にしてしまって」などという言葉を聞きますが、多少お世辞は入っているにしても、若死にする人には、タイプCのような「いい人」が多いのです。「いい人」とは反対に、人から顰蹙《ひんしゅく》を買うくらいの多少身勝手で、マイペース人間のほうが健康で長生きできます。

真面目で「いい人」のほうが早死にする危険性は高いのです。

第1章

自分でできる免疫力アップ

——がん細胞、コロナウイルスをやっつける NK細胞活性化のノウハウ

免疫の基本はリンパ球

健康で暮らせるか、病気になりやすいかどうかを分けるのは、私たちの体の免疫《めんえき》力《りょく》です。問題は、その免疫力が気持ちの持ち方で変わるのかどうかです。

それについて触れる前に、最近では、「免疫」という言葉はだいぶ一般の人たちにも浸透しており、ご存じの方も多いと思います。各自治体のホームページをごらんになると、「新型コロナウイルス感染予防のためには免疫力を高めましょう」と書かれています。そこで、ここで簡単に免疫の仕組みを述べておきましょう。

免疫力は血液中の白血球が担《にな》っています。この白血球の中にはマクロファージ、顆粒球《かりゅうきゅう》、リンパ球があります。健康な状態では、それぞれ約5%、約60%、約35%です。

マクロファージは進化の過程で最初にできた元祖白血球で、異物が入ると、すぐにその場にかけつけ、それを食べて無毒化します。進化したマクロファージから機能が分化し、顆粒球とリンパ球ができました。マクロファージは、コントロールタワーとして、大きい異物には顆粒球を、顆粒球が処理できない小さなものにはリンパ球を出すように指令します。

顆粒球はマクロファージの異物を食べる能力を受け継ぎ、さらに高めたものです。細菌などの異物を呑み込んで処理します。そのときに炎症を起こします。同時に自爆して活性酸素を出します。体には活性酸素を無毒化する仕組みがありますが、**顆粒球が多くなり過ぎると、内臓や血管を傷つけることにもなり、がんなどの病気を引き起こす引き金**になります。

リンパ球は外から侵入したウイルスなど小さな異物を処理します。そして異物を記憶し、二度と侵略されないように対処します。これが「**獲得免疫**」と呼ばれ、一般には免疫と呼ばれるものです。それに対して、記憶が残らない顆粒球は「**自然免疫**」と呼ばれます。

さらにリンパ球は外から侵入した異物に対するだけでなく、がん細胞や新型コロナウイルスなど、体内で生まれた異常細胞やウイルスを処理します。

リンパ球にはT細胞、B細胞、NK（ナチュラル・キラー）細胞などがあります。がん細胞をやっつけるということで注目されているのがNK細胞です。ただし、免疫の本体としては、NK細胞よりもT細胞とB細胞が多く、リンパ球のうち約8割を占めます。T細胞は胸線で発達したもので、B細胞は、主に腸管系で発達した細胞です。

さて、問題なのは、これらのリンパ球の働きが、気持ちの持ち方次第で変わるのかどうかです。

T細胞やB細胞という免疫の本体は、そんなに簡単には動きません。まず、このT細胞、B細胞についてお話ししておくと、「はじめに」でも述べたように、T細胞やB細胞は、人間の体を国にたとえれば、国を守る軍隊にあたります。

生まれてきた赤ん坊は、T細胞やB細胞ができていないと、100日も生きられずに死んでしまいます。お母さんの栄養状態が非常に悪かったりして免疫に発育不全が起こる場合です。アフリカなどの開発途上国では、赤ん坊が生まれて100日以前に死んでしまう例が多いのですが、それは栄養がよくなく、体を守る軍隊であるT細胞、B細胞のできがよくないからです。

100日参りという風習がありますが、昔から生後100日、丈夫に育てば赤ん坊が健康に育つということが経験的にわかっていたのです。つまり、それは赤ちゃんの体を守る軍隊がきちんと揃ったことをお祝いする意図があったとも考えられます。いまの日本では、豊かになり、母体の栄養状態がよくなり、新生児の死亡率は非常に低くなっています。

100日以降、その軍隊は、生涯にわたって大体安定した状態のまま続きます。

T細胞、B細胞は年齢にも気分にも左右されない

それでは、T細胞やB細胞といった軍隊は、どのぐらいもつのでしょうか。いくつぐらいまでもつかという計算があるのですが、おそらく人間が200歳ぐらいまで生きても、軍隊はなんともないだろうということになっています。T細胞やB細胞は、大変長持ちするようにできているのです。

脳や心臓の働きは、だいたい100歳ぐらいになるとガタガタになってきます。ところが免疫だけは、それ以上にもつというわけです。

100歳の人にインフルエンザのワクチンをしても効果があります。ワクチンの効果があるのは、100歳になってもT細胞やB細胞の働きがまだ活発だからです。ワクチンとは、不活化した病原体を体内に注入することで体内に抗体（病原菌などの分子［抗原］を認識して結合する働きを持つ）をつくり、感染症にかかりにくくすることです。

私はそれを、T細胞、B細胞といった軍隊に対する「軍事訓練」にたとえています。たとえば、軍隊がある仮想敵国からミサイルが飛んでくるという仮定のもとに軍事訓練をします。その訓練によって、実際に攻撃されたときに備えるわけです。そうした軍事訓練に相当するのがワクチンです。

100歳や120歳の人でも、軍事訓練の効果があります。それは軍隊そのものが年齢にかかわらず、その力を保っているからです。ですから、高齢になってもインフルエンザワクチンをしておけば、インフルエンザにかからずにすみ、死ぬ危険が小さくなります。

80歳以上の人が多い老人ホームなどでは、冬場に一番怖いのはインフルエンザです。ですから、みんなワクチンを注射します。そのおかげで、いまは多くの老人がインフルエンザで死ななくて済むようになっています。コロナウイルスも効くワクチンが開発されれば終息します。

それは、B細胞、T細胞という軍隊が90歳や100歳になっても、きちんと働いている証拠です。そうした免疫の基礎は、簡単には駄目になりません。軍隊にたとえているように、T細胞、B細胞はきちんと組織されているからです。

そして、軍隊のT細胞、B細胞は、ふだんは休んでいます。敵が攻めてくる、つまり異物が侵入してくると、まずはB細胞がミサイルを撃ちます。ミサイルに相当するのが抗体ですが、抗体タンパクをつくって飛ばします。その攻撃で、かなりのウイルスはやられます。

しかし、敵をミサイルだけで全滅させることができるかどうかは疑問です。敵を完全にやっつけるときに、地上軍のようなものが必要になります。それがT細胞です。つまり、B細胞がミサイルを撃ったあとにT細胞が出ていき、残った敵を全部殺してしまう。このようにB細胞とT細胞の働きには違いがあります。

われわれが平熱の36度前後のときには、B細胞もT細胞も軍隊はみな寝ている状態です。しかし、熱が38～39度と上がると、非常時で軍隊が出てきます。発熱というプロセスのときには、軍隊が動いているのです。

このように、**T細胞やB細胞は年齢にも左右されません。さらに、泣いたり笑ったりといった感情にも左右されません。**ですから、精神的に暗くなっても、機能しなくなることはありません。そこが大切なところで、まず免疫の基本です。そして、ウイルスのような小さなものに対して、ものすごく利口にできているのです。

がん細胞をやっつけるのがNK細胞

T細胞、B細胞とともにリンパ球でもう一つ大事なのは、NK（ナチュラル・キラー）細胞です。NK細胞についてわかってきたのはつい最近ですが、そのことについては、あとで詳しく説明します。

NK細胞は、私たちの体に毎日できる異型細胞をやっつけてくれます。私たちの体の中では毎日約1兆個の細胞が新たにできますが、そのうち、できそこないの遺伝子を持つ突然変異を起こした細胞（異型細胞）が3000〜5000個はできると言われています。それががん細胞です。

元気ならば、毎日できるがん細胞は撲滅《ぼくめつ》され、増殖することはありません。がん細胞が増殖しないようにする役割を担っているのがNK細胞です。

T細胞、B細胞を軍隊とすると、NK細胞は町のお巡りさんです。お巡りさんは、日本の国が平和なときにも交番で頑張っていて、私たちの生活の治安を守っています。近所を見回りし、泥棒や悪さをする不良少年などを取り締まってくれています。異常な細胞は、そんな不良少年にたとえられます。

お巡りさんが目をぱっちり開いてきちんと見回っていれば、近所に出てくる不良少年（異常細胞）はそこでたたかれて、消滅します。ところが、お巡りさんが歳を取ったりして弱ってくる、すなわちNK細胞が弱くなると、交番でちょっと居眠りしたりします。居眠りしている間に不良少年が徒党を組んで暴力団になってしまう。それが、がんのかたまりです。そのときには、お巡りさんではどうしようもなくなります。

ですから、まだなんとかなる不良少年状態のときに、がん細胞を一つひとつ、たたくのが大事なのです。

NK細胞は将棋で言えば歩のような役割で、体の中にできているがん細胞や、外から入ってくるウイルスと最前線で戦っています。軍隊のT細胞やB細胞は、発熱時に出動しますが、平熱時にはお休みしています。平熱時に最前線で見張っているのがお巡りさんのNK細胞です。時間的にも最もよく働いている大切な防御システムの一つと言えます。

NK細胞が元気であれば、がん細胞が増殖することはありません。つまり、がんになりません。ところが、NK細胞が元気をなくすと、がん細胞が増殖してしまいます。つまり、発がんの流れになるというわけです。

このNK細胞が、T細胞、B細胞の軍隊と大きく違うのは、年齢の影響を大きく受けることです。軍隊であるT細胞、B細胞は120歳になってもなんともありませんが、NK細胞は、動物実験では人の年齢にたとえれば、10〜20歳のときにぐんと上がり、60歳以上になると、どうしても下がります。

それを人の年齢にそのままあてはめるのは難しい。なぜかといえば、NK活性が低い人は60歳くらいまでで死んでしまっていて、60〜70歳で生き残っている人は、みんなNK活性が高いからです。ですから、人間の場合、動物実験のようなカーブは、なかなか出てこないのです。

しかしNK細胞の活性は、一般に人間でもほぼ60歳以上になれば年齢とともに下がると考えられます。NK細胞は年齢の影響を大きく受けるのが、T細胞、B細胞とは違うところです。つまり、NK細胞は年齢とともに衰えやすいのです。

NK細胞はネガティブなストレスのときにがくんと下がる

もう一つ大事なことは、NK細胞は心の動き、精神状態の影響を大きく受けるということです。ＮＫ細胞は、ちょっとしたストレスで、ドスンと下がります。

それに対して、Ｂ細胞、Ｔ細胞は、ほとんど心の影響を受けません。つまり、ストレスの影響はないのです。ただし、栄養の影響が大きく、栄養の低い人はＢ細胞、Ｔ細胞という免疫力が低い。

さて、ストレスといっても、難局に自ら気力を持って立ち向かうときに受けるようなアクティブで、どちらかというとポジティブなストレスと、やむを得ない状況で受けるネガティブなストレスがあります。同じストレスといっても、いいストレス、悪いストレスがあります。

たとえば、高校生は若いのでＮＫ細胞の活性がもともと高い。それでも、期末試験や入学試験など、やむを得ないストレスを感じると、ＮＫ活性がドンと下がります。試験のときに風邪をひきやすくなるのは、ＮＫ活性が下がってしまうからです。

もっとも強いストレスは、動物実験では、子育てをしているラットから子どもを取り上げてしまうことです。すると、母ラットのＮＫ細胞の活性が大きく落ちてしまい、しばらく上がりません。

それは人間でも同様で、母親が赤ん坊を失ったときのストレスが一番大きいのです。このように、愛する相手を失ったときのストレス、悲しみは、やむを得ないネガティブなストレスの代表的なものです。NK細胞は、精神的なストレス、とくに悲しいストレスに非常に弱いのです。

また、元気なラットでも、子どもを取り上げられて元気がないラットと一緒にいると、元気がなくなります。つまり、悲しんでNK活性が落ちている元気のない人のそばにいると、それまで元気な人もNK活性が落ちてしまうということが考えられるわけです。ですから、落ち込んでいる人とはあまりつき合わないほうがいいのです。

それに対して、たとえばゴルフでOBを出してストレスを感じても「よし、次は何とかするぞ」とアグレッシブにやる気があるときには、NK細胞の活性が上がります。「ストレス」といっても違うのです。

一体どんな仕組みで、この心の動きが他者に伝わってゆくのか。人はともかく、動物には寂しい顔などわかりません。おもしろい人のそばにいると、自分も楽しくなってくるような心の伝播《でんぱ》の仕組みが、今世紀には解明されることでしょう。21世紀は心の世紀なのです。

NK細胞は昼は高く、夜は低い

NK細胞は、一日のうちで活性が変化します。安保徹《あぼとおる》さん（1947〜2016年）が、交感神経、副交感神経と免疫の関係を発見しましたが、昼間は交感神経優位で顆粒球が増え、夜は副交感神経優位でリンパ球が増えます。

交感神経はエネルギーを消費するときに働く神経です。心臓の働きを活発にさせ、呼吸を速めるなど、生体を活動的にします。逆に、副交感神経は休むときに働く神経で、胃腸など消化器官に作用して消化を促進したり、血管を拡張させて温熱発汗を促し、呼吸や心臓をゆったりさせます。つまり、交感神経は活動性を高め、副交感神経はリラックスさせる方向に働くのです。

この交感神経、副交感神経が白血球も左右していて、交感神経優位になると顆粒球が増え、そのために活性酸素を過剰に発生させ、組織に障害を起こさせて炎症などが起こります。強いストレスを抱えて緊張していると、副交感神経優位になるはずの夜の間も交感神経優位状態が続きます。そのために、体に打撃を与えるというわけです。

リンパ球のＮＫ細胞も自律神経の影響を受け、リラックスして副交感神経が優位になると攻撃能力が高まります。ストレスを抱えて交感神経優位になるとＮＫ細胞の数は増加しますが、活性が激減し、その能力は大きく低下してしまいます。

ですから、昼と夜がさかさまの生活をすると、交感神経優位な状態が続くので免疫力が下がってしまいます。

われわれが、かつて調べた職業では、長距離トラックの運転手さんは、年齢は比較的若いのですが、免疫力が低い人が多かったのです。

職業上、生活パターンが普通の人と違い、真夜中に仕事で運転したり、昼間寝たりするといった、昼夜逆転等、不規則な生活だからです。また、時差があるところを飛んでいるパイロットの方々も低い人が多い。

NK細胞は加齢の影響が大きいこと、精神状態、つまり、ストレスの影響が大きいこと、そして日内変動が大きいのが特徴です。

50代になったらNK細胞を活性化する生活を

加齢とともにNK活性が弱まると、がんなどの病気になりやすいのです。逆に、年をとってもNK細胞を活性化できれば、がんにならないということです。

T細胞やB細胞という軍隊は、がん細胞に対してはあまり頼りになりません。がん細胞に対して強い免疫ができないのです。免疫をつくるためには、ワクチンが必要です。

がんに対して免疫をつくるワクチンを投与しようというのが、免疫療法です。暴力団になったらお巡りさんではどうしようもないので、何とか軍隊を出動させようとするわけです。いまのところ、がんに効果があるワクチンについては、ウイルス感染によって発症する可能性のあるがんの一部には有効とされるものはあります。

しかし、まだその効果は限定的で、画期的ながんの免疫療法はいまだ実現していません。

すでにお話ししたように、T細胞、B細胞という軍隊は、生後100日過ぎた子どもはすでに強く、100歳までは大丈夫なのです。それに対して、NK細胞は町のお巡りさんで、がんにならないように予防する働きがあるわけです。

若いうちからNK細胞をよく働かせるように心がけないと、活性が落ちてしまうかどうかについては、実験的なデータがないのでわかりません。健康な人であれば、NK細胞は若いときには高いので、それほど注意しなくても50歳くらいまでは、ある程度高い状態を維持できると考えられます。

ただし、あまりにも強いストレスを長く受け続ける、昼夜逆転の生活を続けている、めちゃくちゃな食生活をしている、などといったことがなければ、という前提です。

NK細胞さえ強かったら、まずがんになりにくいのです。ですから、ふつうは、若いときは大丈夫です。60歳前後からぐんと下がってしまうので、50歳くらいになったら、そろそろＮＫ細胞を活性化させる生活を心がければいいでしょう。

笑うことでＮＫ活性が上がり、コロナにも打ち勝てる

ＮＫ細胞は、日常生活の中で自分で簡単に上げることができます。

さきほど、ストレスでＮＫ細胞の活性ががくんと下がってしまうと言ったように、逆に言えば、ストレスをうまく受け流すことができれば、ＮＫ細胞は弱くなることはありません。

ＮＫ細胞の活性を上げる、自分でできるもっとも効果的なことは笑うこと。「日本笑い学会」という、医師だけでなく会社員や主婦なども含めて職業もさまざまで、笑いに関心があるなら誰でも入会できるという「市民参加型」の学会があります。

そこで吉本興業の協力を得て行われた実験があります。漫才や落語を楽しんで、その前後の血液を採取し、ＮＫ細胞の活性がどうなるかを調べました。結果は、20

代から60代までの18人の被験者のうち、14人のNK細胞の活性が上昇しました。

私も、2010年のテレビ番組で8人の芸能人に来てもらい、吉本興業の若手芸人の話を聞いてもらって、大いに笑ってもらうとどうなるかという実験をしました。芸能人は日頃不規則な生活をしているので、NK値が低い人が多い。その実験後、芸能人たちの前後のNK値は、ぐんと上がりました。また昔、70歳頃の丹波哲郎さんを試験台にした折には、NK活性が10倍にも上がりました。

アメリカの実験では、おもしろい映画を見せてゲラゲラ笑った人とクスクス笑った人を比べると、声を出してゲラゲラ笑った人のほうがNK細胞の活性が高いという結果が出ました。しかし日本の実験では、クスクス笑いでも十分に上がりました。そこはアメリカ人と日本人は多少違うのかもしれません。

いずれにしろ、ちょっと笑えばNK活性を簡単に上げることができます。そしてNK活性を高くしておけば、風邪をひきません。NK活性が低いと風邪もひきやすいし、帯状疱疹《たいじょうほうしん》などウイルス感染もしやすくなります。

NK活性をつねに上げておくためには、日頃から笑いを心がけるのが一番いいのです。笑っているときには当面の悩みを忘れます。一瞬でも頭の中が空っぽになっています。そういう瞬間を持つことで、ＮＫ細胞の活性が高まるのではないかと考えられます。

落語などが好きで、寄席《よせ》によく通うという趣味を持っている人は、いいわけですね。しかし、笑うのがいいと言われても「そんなに簡単に笑えないよ」と反論されるかもしれません。たしかに、笑えと言われてもなかなか難しいものです。真面目な人は、テレビのお笑い番組などはばかばかしくて嫌いかもしれません。

しかし、ＮＫ活性のためには、たまにはそんな番組を見て、ちょっとでもいいから笑ってみたらどうでしょうか。それもいやだと言う方には、一日に一度は鏡を見て、笑顔をつくってみてはいかがでしょうか。

テレビやラジオなど、何の刺激もない部屋で笑顔をつくり続けたところ、ＮＫ活性が上がったという報告もあります。１人で笑うまねをして笑顔をつくるだけでも、免疫力が上がります。それで、がんにならずに新型コロナウイルスにも打ち勝てるのであれば、たいした努力ではないでしょう。

実際、笑うことによって関節リウマチの痛みが軽くなったという報告があります。リウマチは免疫の過剰反応によって痛みが生じるのですが、血液検査でリウマチが悪化すると増加する因子が減少していたのです。

心理学者に聞くと、人が声を出して笑っているときは頭の中は真っ白で、借金のことも、気になる異性のことも何も考えていないそうです。カラオケでも野球の応援でも、何かに熱中している時は頭の中は真っ白です。このことがＮＫ活性を上げる効果につながっているのではないでしょうか。

タバコを深く吸う時も同様にＮＫ活性を上げるようです。喫煙者が案外ウイルス性の風邪に強いのも、花粉症《かふんしょう》患者が少ないのも、きっとこのことに関係があると思います。

ほどほどの「ちんたら運動」が体にいい

ウォーキングなど適度な運動がストレス解消になり、体にもいいということは、どのような健康本でも言われていることです。運動が大切なことは、みなさんご存じのとおりです。

しかし、いくら運動することが大切だといっても、それが「ねばならない」となって、逆にストレスになっては意味がありません。真面目な人にありがちですが、「毎朝1時間ウォーキングしたほうがいい」と言われれば、どんなに寒い日でも暑い日でも、雨の日でも風が強い日でも、それを実行しなければ気が済まなくなってしまう。毎日スポーツクラブに通うと決めたら、1回でもさぼったら何か悪いことをしたような気になってしまう。そんな人がいます。

こうした真面目な人は、「運動するのがいい」と言われたら、それを遵守《じゅんしゅ》してやり過ぎる傾向があります。若いときと同じ体ではないのですから、中年になって10代、20代のイメージで運動をしたら、健康になるどころか、体を壊しかねません。

ことに、**中高年になってからジョギングを始めるのは要注意**です。40代くらいの方でも、ジョギング中に突然死を起こすこともあります。ジョギング中に突然死するのは朝が多い。朝は体内のホルモンがまだ目覚めていないので、寝ている状態からジョギングするという急激な変化に体がついていけないのです。ことに血圧が高い人は、冬の朝にジョギングするのは、寒さで血管が収縮しているので危険です。

意外に思うかもしれませんが、**スポーツ選手のほうが体の故障も多く、寿命が短い**のです。体育会系の人のほうが文科系の人よりも平均寿命が短いという報告があります。また、世界オリンピック委員会による「オリンピックのメダリストたちの平均寿命は、メダルを獲れなかったオリンピック参加選手よりも7～8年短い」という報告（1992年）もあります。同じオリンピック選手であっても、メダルを獲得できるレベルになると、さらに激しいトレーニングを要求されるからなのでしょう。

激しいスポーツが寿命を縮めるというのは、いまは定説です。活性酸素が体内の細胞を傷つけ、がん、生活習慣病、老化など、さまざまな病気の原因であると言われているのはご存じでしょう。呼吸をすれば活性酸素は生じますし、生活していれば紫外線や排気ガス、そしてストレス、怪我、炎症など、活性酸素を発生させる要素がいろいろあります。そのうえ激しい運動となると、さらに大量の活性酸素を発生させることになり、体を痛めてしまいます。

人間の体には活性酸素を無毒化する作用がありますが、年齢とともにそれが衰えます。ですから、中高年になったら激しい運動は控えたほうがいい。

免疫力ということから見ても、激しい運動をしているとき、たとえばマラソンをしている2時間なら2時間は上がっているのですが、そのあとは元のレベルよりも下がります。NK活性が激しい上下を繰り返します。マラソン選手や駅伝選手が大会を前にして風邪をひくなど体調を壊しやすいのは、ストレスもありますが、このようにNK活性が激しく上下するからです。

運動が体にいいと言っても、**免疫力を上げるのはほどほどの運動**です。真面目な人ほど、ほどほどを超えやすい。朝、いきなり体を動かすのは、あまりよくありません。しかも、強度の運動の後にリバウンドをして、免疫力、特にNK活性が下がります。夕方、あまり一所懸命にならずに「ちんたら」と適当に運動するのが健康に一番いいのです。

「ほどほど」がどのレベルの運動なのかは、人それぞれです。私は60歳になったら、せいぜい1日1時間程度のウォーキングとラジオ体操程度でいいと思います。現役で働いている人ならば、通勤や仕事で1日7000歩程度は歩くでしょうから、通勤帰りにバスに乗るところを歩くなど工夫すればいいのです。「なにがなんでも毎日1時間歩かなければならない」などと、自分にプレッシャーをかけないことです。

しかし、オリンピック選手やプロのサッカー選手のように命がけで練習をしなければならない方たちは、「ちんたら」運動というわけにはいきません。時差のある場所を転々とせざるを得ないプロのサッカー選手のNK活性は低下するに決まっています。直接話をうかがうと、スポーツ選手の方は体調にとても気を使っていました。

激しい運動の後、リバウンドで低下するNK活性を下げないようにする方法の一つは、明治のR-1やヤクルトのような乳酸菌飲料の常用が効果的であることは科学的に実証されています。実際にオリンピックの候補選手の方々の多くは、これらの乳酸菌飲料を摂取し、好成績を上げています。

どうしても嫌な相手に会わなければならなくて憂鬱《ゆううつ》な気持ちの時もNK活性は下がりますから、そんな時にもR-1やヤクルトは有効かもしれません。

第2章

薬と医者は遠ざける

——間違いだらけの〝健康常識〟

(1) 血圧もコレステロールもある程度高くても大丈夫

風邪とインフルエンザはまったく違う病気

身近な病気で、多くの人が誤解しているのは、風邪とインフルエンザについてです。これは、お医者さんにも間違っている人がいるくらいで、インフルエンザと風邪を混同しているのです。

英語で風邪は「コールド」(cold)で、インフルエンザは一般に「フルー」(flu、医学用語では「influenza」)です。

そんな誤解が起こったのは昔(1900年頃)、ロシアから来たインフルエンザを、そのときのお医者さんが「ロシア風邪」と訳したことからです。1918~19年にかけて感染者6億人、死者4000万～5000万人も出して世界的に流行したインフルエンザは、日本では「スペイン風邪」と呼ばれています。流行したインフルエンザを「○○風邪」と呼ぶのが倣《なら》いになって、「風邪」と混同しやすいのです。

インフルエンザと普通の風邪は、まったく違うウイルスです。風邪はアデノウイルス、ライノウイルス、コロナウイルスなど、ウイルスは40種類ほど知られています。しかし、それによって人が死ぬことはまずありません。

それに対して、インフルエンザはインフルエンザウイルスによって引き起こされます。インフルエンザにかかると、高熱が出て、気管支炎、インフルエンザ肺炎、細菌性脳炎、脳症《のうしょう》倦怠感《けんたいかん》などの合併症を引き起こす危険があり、体力のない高齢者や幼児などはしばしば死ぬことがあります。新型コロナウイルスによる猛威についてはもう言うまでもありませんが、このように、風邪とインフルエンザはまったく違う病気なのです。

インフルエンザは人が死ぬ危険性があるので、ワクチンが開発されました。**風邪は命にかかわる病気ではない**ので、ワクチンなどつくる必要もありません。

風邪をひいたら喉《のど》が腫《は》れて赤くなったり、多少熱が出たりしますが、薬を飲んで熱を下げれば、日常生活にそれほど差し支えがありません。しかし、インフルエンザにかかったら、高熱が出て、時に関節が痛くなったりするなど、種々の神経症状が出ます。また合併症の危険もあるので、仕事どころではありません。

いまだに、風邪とインフルエンザを混同している人はたくさんいます。

インフルエンザに対しては、ワクチンを投与し、免疫の有用性をフルに使って対処します。インフルエンザで危険なのは、もともと肺炎がある人やまだ体力のない幼児や免疫力が低下している高齢者です。

また、小児の場合、インフルエンザのウイルスで高熱になり、反応が過剰なときは、サイトカインと言われるホルモン様《よう》のものがたくさん出てきます。いろいろな種類のサイトカインがたくさん出るために脳症を引き起こし、死に至る危険もあります。

新型コロナウイルスをはじめ、過去に猛威をふるった新型インフルエンザなどが発展途上国で流行して亡くなるのは、たいていは幼児、高齢者、もともと病気がある人などです。ことに、子どもの脳症を避けるためには、発熱を抑えなければなりません。

インフルエンザが流行する前にワクチンを投与しておけば、免疫が働いて抗体ができ、かかりにくくなります。そのため、その年に流行りそうなインフルエンザのワクチンを用意しておくわけですが、ウイルスの型が違うと、あまり効果が見られないこともあります。

一般に体の免疫はカビや細菌のように、大きなものに対しては無能な面もありますが、小さいウイルス等に関しては極めて有用な働きをします。未知のウイルスが外国から入ってきたと仮定しても、人を1週間生かすことができる医療設備のある日本では、あまり心配はいりません。1週間もすれば免疫ができ、大体のウイルスをふっ飛ばしてしまいます。ですが、医療設備の貧弱な国々では死者が出ます。SARSや新型インフルエンザの場合でも、死者が出たのはそういう地域でした。新型コロナウイルスの場合は、ワクチンがない状態で感染が広がり、先進諸国でも医療崩壊を招き、そのためたくさんの死者が出てしまいました。

ともあれ、外来の病原が細菌やカビのように大きくなってくると、意外と無能な面も出てきます。たとえば結核菌は大きな病原ですが、そのワクチンと称されるBCGなどはあまり役に立ちません。いくらBCGを接種してツベルクリン反応が陽性の人でも、排菌している結核の方の咳《せき》一つで感染してしまうなど、ほとんど無力です。ですから先進国でBCGを義務化している国はありません。しかし、私たちは細菌のように大きな病原に対しては抗生物質という強力な武器を持っており、免疫と防御態勢をうまく住み分けています。

とはいえ、今回の新型コロナウイルスに関して、BCGを接種している人の多い日本やポルトガルでは死者が少ないというデータもあります。このあたりは今後、解明していく必要がありますね。

なぜコレステロールが悪者になったのか

中年以降、コレステロール値が高いことを気にし始める方は多いと思います。コレステロール値が高いと、動脈硬化《どうみゃくこうか》を起こしやすくなるという心配からです。つまり、血管障害を起こしやすくなるというわけです。

それがみなさんの常識だと思いますが、その根拠はというと、はなはだ怪しいのです。

コレステロールが悪者にされたのは、そもそも、1913年のロシアの病理学者ニコライ・アニチコワによる実験からです。ウサギに大量のコレステロールを投与し、コレステロールが沈着して動脈硬化が起こったのです。その結果、「コレステロールが動脈硬化の原因」と発表しました。

なぜ問題かといえば、草食動物のウサギは、もともとコレステロールを多く含む肉類や魚類などを食べません。それを無理に、しかも腐って酸化したコレステロールを大量に投与したのです。

人間はウサギと違い、コレステロールを多く含むものを食べても、恒常性《こうじょうせい》を保つ調節機能があり、健康であればコレステロール量は一定に保たれています。また、私たちが普通に食事で摂《と》っているのは、酸化したコレステロールではありません。

つまり、このウサギのデータを人間にあてはめることに問題があったのです。

もう一つは、1970年代、アメリカのマーク・ヘグステッドという学者たちが「食品中のコレステロールが100㎎／dℓ増加すると、血液中のコレステロールが6㎎／dℓ上がる」という有名な「ヘグステッドの式」を提唱しました。これが長い間、各国で採用されていたのです。

その後、これは個人差が大きくて変化しない人が多く、この式が成り立たないことがわかってきました。ところが、いまだにコレステロールは悪役というイメージが強く、多くの人たちがそう思い込んでいます。

私たちはコレステロールを食事で摂り入れていると思うかもしれませんが、**コレステロールの3分の2は体内でつくられます。**コレステロールは肝臓をはじめ、体内のさまざまな臓器でつくられます。毎日一定量が合成され、それで足りない分が食事から摂り入れられ、小腸から吸収されます。毎日合成される量はだいたい一定の量を保っていますが、個人差があります。

人間の体にとって、コレステロールは必要不可欠なものです。細胞膜をつくる材料であり、維持するうえでも必要です。**コレステロールが少な過ぎると、細胞が壊れやすくなります。**コレステロールが低いと脳卒中のリスクが高くなりますが、それは血管の細胞が壊れやすくなるからです。また、コレステロールは**性ホルモンをはじめ、体のホルモンの原料として重要な役割**を担っています。

コレステロールが不足すると、免疫力が低下して病気に対する抵抗力が弱くなったり、神経の伝達に障害が生じたり、消化不良を起こして下痢をするなどの体の不調を引き起こす原因となります。

あとでお話ししますが、実際、コレステロール値が低い人ほど、がんなどで死亡した人が多いという調査結果が数多く報告されています。また、がんだけでなく、うつ病との関連も指摘されています。

悪玉コレステロールも大事な役割をしている

以前は、総コレステロール値２４０㎎／dℓ以上が高コレステロールの基準でしたが、その後、1996年には総コレステロール値220㎎／dℓ以上に数値を下げています。その頃までは、コレステロールは低ければ低いほどいいという認識があったのです。

また最近は、コレステロールといっても、みなさんご存じのように「善玉コレステロール」（HDL）と「悪玉コレステロール」（LDL）があって、総コレステロール値だけでなく、悪玉コレステロール（LDL）が高いことが問題とされています。

日本動脈硬化学会では、悪玉コレステロール（LDL）が140㎎／dℓ以上が高LDLコレステロール血症、善玉コレステロール（HDL）が40㎎／dℓ未満が低HDLコレステロール血症として、脂質異常症の診断基準のガイドラインにしています（2007年に日本動脈硬化学会では5年ぶりの改訂版を発表、LDLコレステロール140㎎／dℓを採用し、総コレステロールについては診断基準から除去）。

このように、LDLを悪玉コレステロール、HDLを善玉コレステロールとして単純に考えがちですが、それは大きな間違いです。**HDLだけでなく、LDLも大切な役割を担っている**のです。

悪玉と言われているＬＤＬですが、血管を通じて体の組織に必要なコレステロールを運んでいます。逆に、ＨＤＬは余分なコレステロールを肝臓に回収する役割です。つまり、ＬＤＬは運び屋で、ＨＤＬは回収屋。回収するほうが善玉ということですが、コレステロールは体内で必要なものですから、体の各組織に運ぶのも大切な役割です。悪玉と呼ぶのは大変な勘違いです。

なぜ、コレステロール値が高いのが問題とされるかと言えば、心筋梗塞《しんきんこうそく》の危険を重視する心臓の専門医（動脈硬化学会など）の側からの意見が強く反映されているからです。しかし最近では、日本動脈硬化学会も２００７年に多少基準を変更したように、少しずつそうした見解は変わってきています。

コレステロール値が低いとがんになる危険が高くなる

実際、最近ではコレステロール値が高いほうが健康で長生きできるといった、さまざまな調査報告が出ています。そのいくつかを紹介してみましょう。

大阪府での調査（大阪府守口市市民保健センターの辻久子氏らによる、1997年、同市で検診を受けた1万6461人対象）では、高コレステロール血症についてては、その因子がある人のほうが5年後の死亡率はむしろ低く、男性はコレステロール値が低くなるほど死亡率が高くなっていたのです。女性ではコレステロール値がもっとも低いグループと高いグループで死亡率が高くなっていました。

そして、「男女ともにコレステロール値が240〜260㎎／dℓがもっとも死亡率が低かった」と報告されています。茨城県の調査（40〜79歳の9万6000人を対象に、5年間、コレステロールと、がんの因果関係を追跡した調査）でも、「がんによる死亡は、コレステロール値が160㎎／dℓ未満でもっとも多く、240㎎／dℓ以上でもっとも少なかった」という結果でした。

また、5万人を対象に6年間にわたって行われた「日本脂質介入試験」（日本人の35〜70歳の高脂血症患者を対象に、冠動脈危険因子の有無と冠動脈疾患発症率の関係を大規模かつ6年間にわたった調査研究）というのがあります。

その結果をまとめると、次のように言えます。

・総死亡率がもっとも少ないのは、総コレステロール値が200〜279㎎／㎗。
・総コレステロール値が高くても低くても死亡リスクは高くなるが、低いほうがより死亡リスクが高くなる。
・総コレステロール値が低いほどがん死亡者が多くなる。総コレステロール160㎎／㎗未満は280㎎／㎗以上の約5倍。

さらにコレステロールが低下すると、がんによる死亡が多くなることは、いろいろと報告されています。

ミュンヘン大学医学部教授だったワルター・ハルテンバッハ（『コレステロールの欺瞞《うそ》』大島俊三・小出俟・共訳／奥山治美・監修、中日出版社）は、コレステロール低下薬の効用に関するさまざまな調査研究をきちんと精査したのですが、その調査結果は、コレステロール低下薬の効能を示すどころか、反対に次のことで一致していると言っています。

・コレステロールは動脈硬化や心筋梗塞の発症にまったく影響を及ぼさない。
・高いコレステロール値は長寿とがん発生頻度が低いことの指標になっている。
・コレステロール値を下げることは総死亡率の上昇とがん発生率の増加をもたらす。

そして、「コレステロールを下げることは無駄であり、健康を害し、時には致命的である」とさえ言っています。

なぜ、コレステロール値が低いほうががんになる危険が高く、コレステロール値が高いほうが健康なのかと言えば、コレステロール値が高いほうが、NK活性が高いからです。

コレステロール値が高いと感染症にも生き残れる

免疫力との関係では、コレステロール値と感染症に関する調査研究があります。

アメリカ・ノースカロライナ州での男性4万8000人の調査（1973〜93年）では、コレステロール値が高いほうが、肺炎とインフルエンザで入院する人の数が少なかったと報告されています。

日本でも、神奈川県伊勢原市の調査で、悪玉と言われるLDLコレステロール値が180㎎／dℓ以上ならば、肺炎が原因と考えられる呼吸器疾患による死亡率が男性で3分の1以下、女性で半分になったと報告されています。

こうした調査や動物実験でも、**LDLが高いほうが感染症での死亡率が低くなる**ことがわかっているのです。いまの基準でも、LDLコレステロール値が140以上でひっかかってしまうのですから、180以上ある人をわざわざ薬で下げてしまったら、かえって感染症にかかりやすくしていることになります。

感染症は、ヨーロッパでペストの流行によって多数の死者を出したように、歴史上、人類が生きるうえで大きな障害でした。現在のように人類が長生きできるようになったのも、いくつもの感染症を克服してきたからです。しかし、細菌の突然変異などによって、いつ人類を襲い、世界的流行が起こるかもわかりません。新型コロナウイルスのパンデミック（感染爆発）も2020年に発生しました。そんなときに生き残ることができるのは、コレステロール値が高い人のほうなのです。

さらに、コレステロール値が低いと脳卒中の危険が大きくなります。それは、コレステロール値が低下すると、脳の血管にダメージを与えやすくなるからです。

前項で紹介した大阪府守口市市民保健センターの辻久子氏らの調査でも、コレステロール値が低いグループが脳卒中による死亡が多かったということです。辻さんは、「コレステロール値が40㎎／dℓ上がると、脳卒中による死亡が約3分の2に減る可能性がある」と言っています。

つまり、**コレステロール値が低いほどがんになる確率が高くなり、脳卒中など他の病気を含めて死亡率が高くなります。**がんももちろん怖いですが、脳卒中も一命をとりとめても半身不随で寝たきりになったり、認知症に結びついたりします。

また、駅から飛び降り自殺をする人についての調査報告（ある医大の研究者とJRの共同研究、対象年齢は55～60歳の男性）があります。それによると、ほぼ全員がコレステロールを下げる薬を飲んでいました。これは、コレステロールが大幅に低下すると、気力が低下し、うつになることと関係しているからでしょう。

このように、コレステロールが低いほど死亡率が高くなり、逆にコレステロールが高いほうが長生きできるという多くの調査結果は、日本だけでなく欧米でも発表されています。

総コレステロール値は300㎎／dℓ以下なら放っておいていい

体の中でもっともコレステロールが多いのが脳で、体内のコレステロールの約4分の1が集中していると言われています。そして、脳細胞が全体のコレステロールの20〜30％をつくっています。ですから、コレステロールと脳の働きは深く関係しています。

コレステロールが低いと、気力が失われたり、うつになったりするのは、脳の働きが低下しているからと考えられます。

一般に、頭の回転が早い人はコレステロールが高い。ですから、脳の働きをよい状態に保つには、コレステロールはある程度高いほうがいいのです。

また、コレステロールは性ホルモンのもとになるものですから、コレステロールが高いほうが性ホルモンの分泌も高い。

私は「スケベは長寿のもとだ」という言い方をしていますが、性的な活力は生きるエネルギーと結びつくのかもしれません。

つまり、コレステロールの高い人は、頭の回転も速いし、スケベ心もあるということです。スケベと頭のよさは比例していると思います。「英雄、色を好む」などという諺《ことわざ》は、そのことをよく示しているでしょう。歴史上、偉業をなした人はだいたいスケベです。頭の切れる立派な著名人のスキャンダルが週刊誌などで報じられるのは、ご存じの通りです。

ですから私は、**「心臓さえ悪くなければ、総コレステロール値は300㎎／dℓまでは心配ない」**と言っています。実際、アメリカでは「300㎎／dℓ以下は放っておいても大丈夫」とされています。350㎎／dℓ以上となると注意しなければいけませんが、基本的にはコレステロールを下げる薬は飲まないほうがいいのです。

240㎎／dℓ程度で線引きをし、薬を使うと、精力は減退し、気分が落ち込んで、うつになったり、がんなどの病気になる危険性が高まります。女性の場合、閉経後はコレステロールが上がりますが、220～240程度で線引きすると、閉経後の日本人の女性はみんな薬を飲まなければいけないことになります。

欧米人の死因の第1位は心臓病（心疾患）ですが、日本人の死因の第1位は近年、圧倒的にがん（悪性新生物。第2位の心疾患の約2倍）です。ちなみに、第1位・悪性新生物37万4000人、第2位・心疾患19万3000人、第3位・肺炎11万4000人（厚生労働省「平成28年人口動態統計」より）。

日本人の場合、欧米人と比べて心疾患が少ないのは、摂取カロリーも低く、米などの穀物や大豆食品を多く摂るという食生活のおかげでしょう。日本人にとって問題なのは、心臓病よりもむしろがんのほうで、その点でも、むしろコレステロールはある程度高めに維持したほうがいいのです。

これほどコレステロールが高いのが悪いことだと言われ、コレステロール低下薬がどんどん使われるのは、コレステロールを下げる薬をつくっている製薬会社や、それに協力する医師、病院などにとって、それが大きな利益になるからです。スタチン類などのコレステロール低下薬は、年間3000億円（2010年『週刊朝日』）とも、5000億円規模とも言われます。

さらに興味がある方は、総コレステロール値が高いことやLDLが悪玉コレステロールなどと言われてきたことが、いかにつくられてきた話かということについて、『コレステロールの欺瞞』（ワルター・ハルテンバッハ著）をお読みいただければわかります。

血圧は180以下なら気にする必要はない

これまで述べてきたように、コレステロール値と心筋梗塞はほとんど関係がありませんし、血管を強くするにはコレステロールは絶対に必要なものです。

それでも、血管障害が心配だという方は多いでしょう。

コレステロールを下げる薬とともに医者からよく処方されるのは、血圧を下げる薬です。高齢になるにつれて降圧剤を飲む方が多くなります。

たしかに、血圧が高いと血管が硬くなりやすく、破れやすくなります。血管は水道のホースのようなものですから、血圧が高いとどうしても硬くなりやすくなる。

多くの方が最高血圧の数字（収縮期血圧）が高いのを気にします。いまはこの数字が１４０㎜Hg以上（ちなみに、その条件とともに、下の数字［拡張期血圧］が90以上）で高血圧とされ、１３０～１３９は正常高値血圧（日本高血圧学会の基準）とされています。

一般の人たちは、この最高血圧の数字ばかりにとらわれます。しかし、これは運動をしたり、怒ることで興奮したりすれば、たちまち上昇して２００を超えてしまうこともあります。

正常血圧の数字は20～30代の若い人を基準にしています。年をとれば血管は弾力がなくなり、血圧が少しずつ上がっていくのは当たり前のことです。ですから、**最高血圧にあまり神経質になる必要はありません。**

最高血圧が１４０以上とすると、２００６年の国民健康・栄養調査によれば、日本人の40～74歳で男性は約6割、女性は約4割が高血圧です。

ちなみに、日本人の平均血圧は60～69歳で男性が140、女性が135、70歳以上で男性、女性ともに141(「高血圧治療ガイドライン2009」)です。これは降下剤を飲んでいるかどうかは関係ないので飲んでいる人も含まれます。上の数字が150～160程度ならば平均よりは少し高い程度であり、それほど問題はありません。

どうしても最高血圧ばかりに注目しがちですが、最高血圧よりも気をつけなければいけないのは最低血圧です。この下の数字は、血管の柔らかさが大きく反映しているからです。**下が100～110以上ある場合は気をつけたほうがいいでしょう。**

最高血圧については、見直しがあるたびにどんどん下がってきたという経緯があります。

以前は150までが正常でした。基準値を低くしておいたほうが安全だということもあるかもしれませんが、その裏には血圧降下剤を売りたいという製薬業界などの意図があるのではないかという見方もできます。

基本的には、最高血圧が150以下であれば問題はありません。年齢とともに上がるのですから、高齢の方は150~160ならば心配はいりません。そんなことを心配するから、さらに血圧が上がるのです。下の数字が100以下ならば、薬などは飲まずに放っておいて大丈夫です。若い方は別として中高年の方は、血圧が180以下なら気にする必要はありません。ただし、上の数字は180レベルになれば気をつけたほうがいいでしょうね。

上の血圧が200以上、下が120以上といった重症の高血圧症はさておき、軽症・中程度の高血圧の方が血圧を下げて、寿命が延びたという実例は確認されていません。むしろ薬を長期にわたって飲んでいる方のほうが、後になって脳や、その他の障害が出て自立度が低くなり、周りの人の助けが必要になることがわかっています。薬を飲んでいない方は年齢を重ねても自立度が高く、周りの人にあまり迷惑をかけないようです。

もともと血圧は個人個人に合わせて最適になるよう、身体の自律神経がうまくコントロールしています。高めの方は高くしないと各臓器が上手く働かないので、神経に調節されて血圧が高めになっているのですから、薬で変えるとろくなことにはならない。これは容易に想像できます。風呂場で倒れる年間4000人の方々、脳梗塞になる方の多くは血圧の薬を飲んでいると推察できます。

血圧を下げる降圧剤で最も多く使われているカルシウム拮抗《きっこう》剤は、血管を広げて血圧を下げますが、他の細胞にも様々な作用を及ぼします。免疫細胞の働きも低下するので、がんの発生を抑えている免疫細胞、特にNK細胞の働きは鈍ります。降圧剤を飲んでいる方にがんが多いのは、そのためでしょう。ですから長生きしたければ、一般に血圧の薬は飲まないほうが得策です。

とはいえ、教科書通りに薬を処方する真面目なお医者様と言い争うことは決して勧めません。長生きしたければ処方された薬を飲まなければいいだけです。

上の血圧が200以下の方で、降圧剤を飲んで寿命が延びたという確信的な証拠はないようです。今でも信じられている確かな研究は、米国の退役軍人さんたちを対象に、上の血圧200以上の方に降圧剤を投与して、寿命が延びたという有名な報告だけのようです。

(2) 粗食信仰とタバコ悪者説の大間違い

ちょい太めの人のほうが長生きする

いまは太っているとメタボと言われ、健康に悪いようなイメージが定着してしまいました。また、太っていると自己管理ができていないと言われるのは、日本もアメリカ的なビジネス社会になっているからでしょう。そのため、太り気味の人は肩身が狭く、何とかダイエットしようと努力をしている人も多い。もちろん、見た目の美しさを求めてダイエットする女性は相変わらず多いようです。

しかし、健康という面から見たら、本当に太っていることが悪いことなのでしょうか。太っている人と痩《や》せている人では、多少太めの人のほうが長生きする可能性は高いのです。

実際、日本でも２００９年に発表された厚生労働省の研究班（研究代表・辻一郎東北大学名誉教授）の調査（宮城県の40歳以上の住民、約５万人の健康状態を12年間にわたって追跡調査した結果）でも、**40歳時点で太り気味の人がもっとも長寿**であることがわかりました。もっとも短命なのは痩せた人で、太り気味の人より６〜７年短命でした。

40歳時点での余命が、普通体重（ＢＭＩ18・５以上25未満）で男性39・４年（つまり寿命は79・４歳）、女性47・97年（寿命は87・97歳）なのに対し、太り気味（ＢＭＩ25以上30未満）では男性41・64年、女性48・05年と長命でした。女性はあまり変わりませんが、男性は太り気味のほうが普通体重よりも約２歳長生きというわけです。

さらに、肥満（ＢＭＩ30以上）に分類された人はといえば、男性が39・41年、女性46・02年で、男性は普通体重とほぼ同じで、女性は約２年短命です。

もっとも短命だった痩せた人（ＢＭＩ18・５未満）は、男性34・54年、女性41・79年と、普通体重よりも男性で約５年（太めの人よりも約７年）、女性で約６年も早死にしています。ちなみに、身長1・7メートルの男性とすると、BMI25は72・25キロ、30は86・7キロですから、40歳の時点で72・25キロ〜86・7キロがもっとも長命ということです。かなり太めなことがおわかりでしょう。

これは40歳時点での体重を基準にしての調査ですが、この傾向は年齢を重ねてもそれほど変わらないと思います。メタボを気にしてダイエットをするほうが、かえって危険です。

もちろん、あまりにも太り過ぎれば心臓に負担をかけますし、動くだけで大変だというのではそれだけでストレスになり、膝などの故障も起こしやすくなります。歩くなど、日常生活のうえで何の困難もないという程度の太り方なら、問題はないはずです。

バラエティ豊かに好きなものを食べる

もちろん、単に太るのではなく、バラエティのあるさまざまな食品を食べることが大切です。

栄養と寿命に関しては、アメリカの栄養学者が、なぜ日本人が一番寿命が延びたのかを調査しています。彼らの結論は、**日本人の寿命が延びた主な原因は、バラエティに富んだ食事をするようになったこと**だろうというものです。

戦時中、敗戦直後の日本人は食べるものに事欠いていました。主食のお米すらきちんと食べられない人がたくさんいました。戦後の復興とともに少しずつ食生活に困らなくなってきたものの、昭和20年代はまだまだ主食のお米に偏《かたよ》っており、肉類などは高級品でした。それがどんどん豊かになって米だけでなくパンや卵、肉類、魚類など、なんでも豊富に食べることができるようになり、料理も日本料理だけでなく、中華、イタリアン、フレンチ、エスニックなど、バラエティに富む食事をするようになりました。

同じ先進国で豊かなドイツやフランスも、日本ほどは平均寿命が伸びてはいません。それは、豊かではあっても昔と同じものを食べていて、バラエティに富んではいないからとも考えられます。

ですから、食事は好きなものをあまりいろいろなことを気にせず食べるのがいいのです。ただし、寿司でもステーキでも、好きなものを食べるためにはある程度、経済的に豊かでなければならないということになりますね。アメリカでも裕福な家庭では、ステーキだけでなく、寿司を食べたり、魚を食べたり、非常にバラエティに富んだ食事をしています。そこだけをとれば、日本人と同じようなものです。そういう階層は寿命が伸びています。アメリカで平均寿命の足を引っ張っているのは、経済的に下層にいる人たちです。

いまの日本は、二極化とか不況が続いて経済的に大変だといっても、食べものについては、たいていの人は食べたいものを食べることができるでしょう。そういう意味では恵まれているのではないでしょうか。

寿命に関して日本は、今や金メダル級に長くなってきました。しかしギリシャに属する地中海のクレタ島では、日本よりも長生きで健康な人が多いことが知られています。

米国の栄養学者は、クレタの人々は鮪《まぐろ》や鰯《いわし》といった青魚を多く食べている点は日本人と共通しているものの、植物性のオリーブ油の摂取量が日本人よりも何倍も多いので、これが健康長寿の差ではないかと分析しています。最近では日本でもオリーブ油の使用が増えているようなので、やがてクレタに近づくかもしれません。

ダイエットも粗食も体に悪い

いろいろなものをバランスよく食べたほうがよく、多少太めのほうが長生きするのですから、粗食などはとんでもない話です。菜食主義(ベジタリアン)の方が、一般に寿命は短いとのことです。

痩せると長生きするという説があり、だからダイエットしたり、粗食のほうがいいというわけです。しかし、痩せると長生きするというのは、ほとんど動物実験によるものです。

マウスやラットなどは、エサを置いておくと、お腹がパンパンになってもう食べられないという限界まで食べます。それは、いま食べるだけ食べておかなければ、次はいつ食べることができるかがわからないから、ため込めるだけ体内にためておくのです。それを制限して８割ぐらいに減らすと、ずっと長生きします。

人間の場合、どうでしょうか。たしかに、狩猟時代などは今日、獲物を捕らえて食べることができたとしても、明日はわかりません。ですから、太古の時代には、他の動物のように食べることができるときにはお腹にため込んでいたでしょう。しかし、人間は文明を築き、狩猟したものを貯蔵してあとで食べることができるようにし、農耕をして明日の食べ物をつくることができるようになりました。

いま夕食を食べても、明日の朝には食べるものがあって、食べることができるのも知っています。次には食べることができないかもしれないからと、昼飯をお腹がパンパンに膨れるまで食べる人はいないでしょう。

夜食べることもわかっているから、自然にそれなりに抑えて食べています。だから普通の人は、ほうっておいても自然にダイエットしていると言えます。ですから、**普通であればダイエットも粗食も不要**です。かえって体に悪いと言えます。

タバコと肺がんには因果関係はない

最近は、タバコはすっかり嫌われ者になっています。間接喫煙の害なども言われ、2020年4月から健康増進法改正などによって、レストランなどでは禁煙が当たり前になり、タバコを吸う人にとってはどんどん肩身が狭い世の中になっています。タバコ代もどんどん値上がりするし、健康に悪いし、お金がかかって仕方がない、「いっそのこと禁煙したい」という方も多いことでしょう。

タバコを吸う人にとってもっとも恐ろしいのは、がんになる危険性が高いと言われていること、ことに肺がんとの関係です。しかし、喫煙率がどんどん下がっているにもかかわらず、肺がんの死亡者数は増え続けています。

肺がんの死亡者数は、人口10万人当たり1980年に18・3人だったのが、1990年は29・7人、2000年は42・8人、2010年は55・2人、2015年には59・4人と、この35年で約3倍に増えています。

こうしたデータを見ると、はたしてタバコと肺がんに因果関係があるかどうか疑問です。肺がんの原因としては、タバコよりもむしろ排気ガスのほうが影響が大きいという声もあります。

たばこには、タールやベンツピレンなどの発がん物質が含まれているから危険だとも言われます。しかし、いまよりもはるかにニコチンやタールが強いタバコを吸う人が多かった昭和50年頃までのほうが、肺がんで亡くなる人は少なかったのです。たばこと肺がんの関係については、いろいろと実験されていますが、証明されてはいません。

ある老人ホームの調査では、40代、50代、60代、70代と、それぞれの年代でタバコをやめた人とやめない人の寿命は変わらなかったという報告もあります。

私自身は、タバコを吸わないので、タバコを擁護するわけではありませんが、いまの嫌煙運動、「タバコ狩り」ともいう状況は、どうも行き過ぎているように思えてなりません。私は、禁煙してもしなくても、寿命は変わらないと考えています。

ただし、まったく害がないとは言いません。タバコの害でよく言われるのは、血管障害との関係です。タバコを吸ったとき、一時的に血管が収縮します。そのときに、心臓の悪い人は狭心症を起こす危険性も言われます。しかしそれは、一時的なものにすぎません。

タバコを吸っているほうが口内炎《こうないえん》が起きにくいし、風邪もひきにくい。というのは、タバコを吸っているときは軽い炎症が起きているからです。それが適度な刺激になって、免疫力を上げています。ですから、喫煙者は新型コロナウイルスに対して、ある種の免疫力を持っているともいえるのです。発症してしまうと喫煙者は重篤になる方が多いようですが、感染率を見ると、今のところ喫煙者は低く、NK細胞による予防効果があるのかもしれません。また、理由は不明ですが、喫煙者にはパーキンソン病の方が少ないとも言われています。

ニコチンはストレスを解消させる

また、ニコチンはアセチルコリン受容体に結びつく作用があります。アセチルコリン受容体は脳の神経細胞や免疫細胞にありますが、それらに作用し、活性化させるわけです。それによって、意欲や快感にかかわるドーパミンや、心を安定させるセロトニンを分泌させるとも言われています。

アメリカでは潰瘍性大腸炎《かいようせいだいちょうえん》に悩まされる人が多いのですが、タバコを吸う人は吸わない人の半分以下と言われています。それはどうもニコチンの効果によるのではないかというので、タバコを吸わない潰瘍性大腸炎の患者にニコチンパッチを貼って観察するという実験が行われました。その結果、約6週間で腹痛や下痢などの症状が改善される例が多かったという報告があります。

これはどういうことを意味しているのでしょうか。さきほど述べたように、ニコチンが脳内物質に影響を与えていると考えていいのではないでしょうか。つまり、タバコを吸うことでストレスが軽減されているのです。

タバコを吸っているときには、何も考えずに頭の中が空になって、それまでとらわれていた悩みなどから、一時的であれ、解放されるのかもしれません。あるときに「タバコを吸うことで、そのような間をとるのは人の精神を正常に保つのに大事ではないか」という話をしたら、その話を聞いた西野式の呼吸法を実践している人から「それは呼吸法と関係するのではないか」と指摘されました。

西野式の呼吸法をするとストレスを解消できるというのですが、西野式ではなくても時々、深呼吸をすると、ストレス解消になります。タバコを吸い込むことが、期せずして、そのような呼吸法と同じ効果をあげるのではないかというのです。

このように、ニコチンにはさまざまな効果があるのではないかということで、うつ病やアルツハイマーなどの分野で研究が進められています。

2020年夏開催予定（2021年夏に延期）だった東京オリンピックに向けてタバコの規制を強くしようという動きがありました。何年か前に都が主催する会議で、有名な金メダリストが発言していましたが、何分の1秒に命を懸けたり、本番の演技の前などの激しい緊張に曝《さら》されたりした時、心を鎮めるのに効果的なのがタバコだそうです。ドーピングにも引っかからないので、タバコを愛用する金メダリストも多く、どこの会場でもタバコが吸える場所が用意してあったそうです。金メダリストとして有名な体操のある選手もヘビースモーカーだそうです。少し頭をクールにして議論していただきたいものです。

10年前と比べて、喫煙者の数は激減していますが、一方、日本では肺がんになる人の数は増加しています。原因は高齢化だとよく言われますが、それでは統計的に説明がつきません。タバコ以外の原因を解明しなければ、肺がんを減らすことはできません。私たちのまわりには、タバコなど無視していいほどのたくさんの発がん性の環境因子が存在していることは間違いありません。まず、一般に騒がれている〝タバコ主犯説〟を棚上げにして真因を探さねば、肺がんは増えるばかりです。

タバコが大嫌いなあるお寺の住職様と対談した折、境内《けいだい》で燃やしている線香の煙と、タバコの煙とではどちらが毒性が強いかという話をしました。線香の煙で蚊は死にますが、タバコの煙では死にません。タバコを禁じるなら、境内で線香を燃やすのをやめる方が有意義ではないかと提言すると、管主様は怒って帰ってしまい、対談は没になりました。排ガスをはじめ、私たちのまわりにある発がん性物質を少なくするのが大切であることは言《げん》を俟《ま》ちません。科学的に否定された副流煙の害をヒステリックに持ち出す方々には全く呆れてしまいます。

50歳まで吸い続けてきた人はやめなくていい

タバコは健康に悪くないと言っても、細胞分裂の盛んな子どもにとってよくないのは言うまでもありません。また、チェーンスモーカーのように、絶えず吸っているというのではよくないでしょう。

50歳前後までタバコを吸い続けてきた人にとって、タバコをやめるのは大変です。タバコに害があるとしても、かなり個人差があると思います。50代までタバコを吸い続けても、健康で問題なく過ごすことができたのであれば、その人にとって、タバコはそれほど害をなすものではないと考えていいでしょう。

むしろ、タバコをやめるストレスのほうが強く、タバコをやめることによってうつになる危険性もあります。その後の余命については、禁煙しても長くなるわけではないでしょう。

たばこをやめることができないからといって、低タール、低ニコチンのタバコに変える方が多いのですが、それはおすすめできません。タールの量が少ないからといって、肺がんのリスクが低くなるわけではありません。

死亡率が高い肺腺がんを誘発すると考えられているニトロソアミンという物質は、低タールほど多く発生するという研究などがあり、むしろ高くなるという説が多い。低タール、低ニコチンのタバコに変えたことで本数が増えてしまうという例も多いでしょう。かえって、タバコによる害を大きくすることにもなりかねません。

実際、低タールタバコを吸う人は、ニコチンや一酸化炭素をパッケージの表示よりも多く摂り入れ、動脈硬化による心筋梗塞や狭心症を起こしやすいという、厚労省の調査もあります。

タバコによる害を恐れるならば、そんな中途半端なことをするよりも潔くやめてしまうほうがましです。本当にタバコをやめたいのであれば、医者と相談して禁煙補助剤の助けを借りるほうがうまく禁煙できます。

あるいは、多少強くても、おいしいと思えるタバコを心ゆくまで吸えばいいのです。タバコを「やめなければ」などと後ろめたく思いながら吸っているほうが、心にも体にも悪いのです。

私は、タバコでストレスを解消できるのであれば、悪者にして遠ざけるべきものとは思いません。

50歳までタバコを吸って健康に過ごしてきたのであれば、**タバコをやめるストレスと、タバコを吸い続けてうまくストレスを解消できるメリットを秤《はかり》にかければいいのです。**

タバコとストレスとどちらが健康にとって悪いかといえば、免疫学の立場からストレスのほうが悪いとはっきり断言します。

ですから、何度も繰り返しますが、健康を保つには、何より免疫力を保つことが大事なのです。

(3) 薬も医者もできるだけやめる

薬を飲むほど病気が治りにくく、危険が高くなる

高齢になればなるほど、病院から降圧剤（高血圧治療薬）、コレステロールの薬はもちろんのこと、さらに胃腸薬、消炎鎮痛剤、入眠剤、抗不安薬などいろいろな薬を処方されて、混乱するほど多くの薬を飲んでいます。医師から出された薬を飲むのが当たり前になり、薬が切れると不安になるので、薬をもらうために日常的に病院通いをしている高齢の方が多いのです。

しかし、すでにお話ししたように、コレステロールや血圧については、年をとれば多少高くなるのは当たり前ですし、薬を飲まなければならないほど高い例は少な

いはずです。**コレステロールの薬については、コレステロール値は下がっても、がんになったり、寝たきりになる危険性が高くなるかもしれません。**

一般に使われる消炎鎮痛剤なども、飲まないで済めば、なるべく飲まないほうがいいのです。消炎鎮痛剤を飲めば、痛みがおさまり、熱が下がるというように、たしかに薬を飲めば、その場の症状を抑えることができます。痛みは血管が拡張することで生じるので、消炎鎮痛剤は血流を抑えることによって痛みを抑えます。

ただし、それによって血流が少なくなれば、組織を再生させる物質も少なくなるので回復が遅くなります。一時的に痛みがおさまっても、なかなか治りにくくなります。病気も怪我も、血流をよくして老廃物を排出し、組織を治す物質を患部に行きわたるようにしなければ治りません。ですから、痛み止めなどの消炎鎮痛剤は、使うにしても、高熱のとき、痛みがひどいときなどに限り、せいぜい数日程度にとどめておくことです。継続的に使い続けると、かえって病気が治りにくいのです。

また、**降圧剤を慢性的に飲み、血圧を下げると血流障害を起こす**ので、脳の血流障害に結びついたり、末梢の循環障害が起こって体が冷えます。つまり、血流が悪くなって低体温になり、活力もなくなり、ふらつきが出たり、目に影響を与えることにもなりかねません。また、血流障害によって、認知症になる危険性も高まります。1年に約4000人の方が風呂場で倒れて亡くなるようですが、脳梗塞《こうそく》と同じで血圧の薬のせいかもしれません。

ちなみに、高血圧の基準値（血圧目標値）は、1978年に160㎜Hgでしたが、2009年には65歳以上の人は140／90㎜Hg未満、65歳未満の人は130／85㎜Hg未満（日本高血圧学会の2009年版高血圧治療のガイドライン）に引き下げられています。

2008年の時点（厚生労働省の2008年統計調査）で、継続的に治療を受けていると推測される高血圧の総患者数は796万7000人、さらに潜在的な高血圧患者を含めると、高血圧患者は3000万人以上と言われます。基準値が上がったいままでは、さらに増えていると推定されます。となると、高血圧とされるのは、日本人全体の約4分の1以上にも達してしまいます。

基準値を130に下げたのは、脳血管系の病気をなくそうということからですが、降圧剤の使用によって、かえって脳梗塞やがんの危険性が高くなると考えられます。

脳疾患には「出血性」と「虚血性《きょけつせい》」があります。

「出血性」は脳血管が破れて脳組織内に出血するもので、「脳出血」（脳内出血）や「くも膜下出血」などがあります。高血圧によって引き起こされるのは、この血管が破れて出血する疾患のほうです。

「虚血性」は脳内の血管が詰まって血流が悪くなるもので、「脳梗塞《のうこうそく》」（脳血栓、脳塞《のうそく》栓《せん》）や「一過性脳虚血発作」などです。この「虚血性」が血流障害の病気です。

血圧を下げれば、脳の血管が破れる危険性はたしかに減り、「出血性」の危険は減ります。ただし、それで「虚血性」の危険が減るわけではありません。実際、「出血性」の脳出血は減っていますが、「虚血性」の脳梗塞は増えています。それは、血圧を低くするのが健康だという間違った指導によるものと考えられます。

栄養状態の良くなかった昔は、コレステロールや中性脂肪も低く、末梢の血管が脆弱《ぜいじゃく》だったため、脳出血が多かったのですが、栄養状態が良くなったいまは、大変少なくなりました。

「薬は飲まない」「医者にはかからない」が一番の健康法

同じ免疫学者の安保徹さんもその著作で、「薬はできるだけ飲むな」ということを主張していますが、安保さんや私のような考え方は別に特殊なわけではありません。むしろ、それが正論なのです。

『ドクターズルール425　医師の心得集』（クリフトン・K・ミーダー編、福井次矢・訳、南江堂）という1994年に出版された医師のための心得を集めた本があります。

アメリカの大学で医学部長などを歴任した編者が、医師のための心得として教育や診療の場で試し、実際に臨床上、役立つものを425のルールとしてまとめたものです。その中に、薬についてはこんなものがあります。

・可能ならすべての薬を中止せよ。それが不可能ならば、できるだけ多くの薬を中止せよ。

・投与する薬の数は最小限にせよ。
・効果のない薬は中止せよ。
・特定の臓器に特異性のある薬は存在しない。すべての薬の効力は全身に及ぶ。
・老人のほとんどは、服用している薬を中止すると体調がよくなる。

まさにそのとおりです。日本人の多くは、病気になって医者にかかると、何か薬をもらわないと不安になるようです。そして、もらった薬を飲んでいれば、病気が治るかのように思っているのではないでしょうか。

その薬が効果があるということは、それだけ強い作用があるわけですから副作用もあります。逆に効果が低い薬は、短期間であれば体の負担になるほどの副作用はないかもしれませんが、長い間飲み続ければ、やはり体に負担をかけるのはたしかです。高齢になればなるほど、1種類の薬であっても体の負担になります。それをいろいろな種類の薬を飲み続けたらどれほど負担になるのか、考えてみればわかると思います。

さらに『ドクターズルール425　医師の心得集』には、次のようなことも指摘しています。

・病院は危険な場所である。賢明な方法で、しかもできるだけ短期間利用しなさい。
・あなたが診《み》ようが診まいが、ほとんどの外来患者の病気は治るものである。

病院に通って、ある症状が出ていればその症状を止める薬を出され、その薬を飲むことによって胃痛などの症状が出れば、またそのための薬を処方される。そのようにして多くの薬がどんどん出されるようになる。それが日本の医療の現状です。

高齢になれば多少、血圧も高くなるし、疲れやすくなるのも当然です。いまの症状を止めることばかりに気をとられて薬を飲み続けると、かえって病気をつくることにもなりかねません。

症状の大元にはストレスや疲れがあり、それが病気を引き起こしていることが多いのです。「ほとんどの患者は自分が病気になった理由を知っている」（『ドクターズルール425　医師の心得集』）のではないでしょうか。

いまの医療では薬をどんどん使います。とりあえず当面の症状を抑えようというわけですが、それで当面の症状は軽くなるかもしれませんが、いまお話ししてきたように、かえって体に悪い影響を与えているのです。

製薬会社や病院などが、薬を出さなければ利益が上がらなくなり困るということもありますが、患者側も病院や医院に行き、とりあえず薬を出してもらわないと安心しないという心理も大きいのです。高齢者が頻繁に医者にかかり、たくさんの薬を処方されることによって医療費はどんどん膨らみ、医療保険が危機にさらされています。

何種類もの薬を服用している高齢者の方もいます。効用を調べる「治験《ちけん》」という国のテストに合格した薬が市販されることになっていますが、治験はその一薬剤の効用を調べるシステムで、他の薬剤と併用し、調べることはほとんどありません。2種類も3種類も混ぜた時の副作用など全くわかっていないのです。ビタミン剤ならともかく、一般の薬剤を何種類も混ぜて服用するなど危険極まりない。1人当たりの医療費が最も少ない、薬をあまり服用しない長野県が日本で一番の長寿県であるというのは頷《うなず》けます。逆に薬をたくさん服用しておられる青森県は、寿命が短いとのことです。

健康で長生きしたいと医者にかかり、薬をたくさんもらうのでしょうが、それではかえって健康を損《そこ》ねることになりかねない。長生きできたとしても、寝たきりになったり、認知症になったりしたのでは、何のために長生きしているのでしょうか。

そのあたりをきちんと考えていただきたいものです。

検査で注意すること、しなくていいこと

毎年行われる定期健診や人間ドックなどの検査を受けている方も多いと思います。そうした検査で、何かの数値で引っかかるということがあるでしょう。

血圧についてはすでにお話ししたように、正常値とは20～30代の人が基準になるので、40代以上の正常値ではありません。まして、60歳以上の正常値ではありませ

ん。たしかに、20~30代で数値がひっかかったら、注意する必要がありますが、40歳以上であれば、血圧については多少高くても心配ないことは、すでにお話ししたとおりです。

念のため注意しなければいけないのは血糖値《けっとうち》です。慢性病で多いのは糖尿病だからです。「糖尿病が強く疑われる人」が1000万人、「糖尿病の可能性を否定できない人」も1000万人で、合わせて全国に2000万人いる（平成28年の国民健康・栄養調査による）と推定されています。

歳をとればとるほどインシュリンの分泌が悪くなるので、糖尿病も多くなります。日本のようにどんどん寿命が延びて高齢者が多くなれば、必然的に糖尿病患者も多くなるわけです。がんが増えているのと同様です。

血糖値については、ヘモグロビンA1cは5・6未満が基準ですが、それ以上の人は注意が必要です。40代、50代で、その数値にひっかかったら気をつける必要があります。というのは、糖尿病が進行して症状が出てくるのは、一般に10年以上経ってからなのです。

ご存じのように、糖尿病にはⅠ型とⅡ型があります。Ⅰ型糖尿病は、自己免疫の異常が要因の一つと考えられていますが、発症の原因はまだわかっていません。何らかの原因により、膵臓《すいぞう》のβ《ベータ》細胞（インスリンを分泌する）が破壊され、インスリンがほとんど分泌されなくなります。それによって高血糖になり、さまざまな合併症を引き起こします。

合併症には、急性なものとして、一時的に激しく高血糖になることによって昏睡《こんすい》状態になる糖尿病性昏睡や急性感染症など、慢性病としては、心筋梗塞、糖尿病性腎症、糖尿病性網膜症などがあります。Ⅰ型糖尿病は子どもの頃から始まることが多く、インスリンを投与するインスリン療法が行われます。日本では10万人に1・5人の発症率と数は少なく、糖尿病患者の5％以下です。遺伝の影響が大きいと考えられています。

一般に糖尿病と言われるのは、Ⅱ型糖尿病です。日本では糖尿病患者の95％を占めています。インスリンの分泌量が少なくなる場合と、インスリン受容体の数が少ないことなどによって、その働きが悪く、筋肉などの細胞がブドウ糖をうまく取り入れることができなくなるのです。そのために高血糖が起こるわけです。

Ⅱ型の原因も詳しくはわかっておらず、遺伝の影響も考えられますが、むしろ、食事や運動、ストレスなどの重複した影響によって起こると考えられています。太った人に多く、食事や運動によって改善することができます。それでも改善しない場合には薬を処方され、さらに悪くなるようだとインスリン注射が行われます。

糖尿病が怖いのは、症状が出ないまま放っておくと合併症を起こすことです。糖尿病がひどくなると免疫力も下がりますが、免疫力を上げれば糖尿病になりにくいということにはなりません。おおざっぱにいって、メタボなどもそうですが、代謝疾患に関しては、免疫力が上がったらなりにくいとは言えません。

3大合併症と言われているのは糖尿病神経障害、糖尿病網膜症《もうまくしょう》、糖尿病腎症《じんしょう》です。

糖尿病神経障害とは、手足などの末梢神経の障害と心臓、血圧や胃腸の動きを司《つかさど》る自律神経の障害が起こります。手足の末梢神経障害の症状の出方は、手足のしびれ、けがをしてもその痛みに気づかないなど、さまざまです。そのほかに筋力の低下や筋肉の萎縮《いしゅく》、胃腸の不調、立ちくらみ、発汗異常、インポテンツなどといった、さまざまな自律神経障害の症状も現れます。

糖尿病網膜症とは、目の底にある網膜の血管が悪くなって視力が低下すること。悪化すると失明の危険もあります。また、白内障《はくないしょう》になる人も多いといわれています。

糖尿病腎症とは、尿をつくる腎臓の糸球体《しきゅうたい》という部分の毛細血管が悪くなり、だんだんと尿をつくることができなくなること。初期は症状がないのですが、腎症が進むと全身に浮腫《ふしゅ》が起こり、さらに、胸水や腹水が生じ、体を動かすと息切れや胸苦しさ、食欲不振などの症状が出ます。悪化すると人工透析《じんこうとうせき》を行わなければならなくなります。

いま説明したように、糖尿病が進行するとさまざまな合併症を起こします。ですから、**60代までは糖尿の検査数値については、きちんと見ておいたほうがいい**でしょう。血糖値が引っ掛かっても、運動を心がけ、食事に注意すれば、たいていは薬に頼らなくても血糖値は下がります。運動もせずに食事も注意しないとなると、数値が高くなり、薬に頼らなければならなくなります。

ですから、60代くらいまでは定期的に検査をしてもいいでしょうが、70歳を過ぎたら、やってもやらなくても関係ありません。60歳以上になれば、いろいろな検査数値が健康の範囲から外れて当たり前です。むしろ、その歳になったら外れていたほうが長生きするくらいです。まして70代、80代の人は、標準の数値から外れているに決まっています。

75歳以上になったら、血糖値もあまり気にする必要はありません。よくPSAという前立腺がんの検査を医者から勧められるかもしれませんが、そんなことはやってもやらなくても寿命は変わらないでしょう。

がんになってしまったら……

同じ動物でも蚊、ハエにはがんができないのに、なぜ人間はがんを心配しなければいけないのか――医学生にとっては難問です。蚊やハエは成虫になってから死ぬまでの期間が短く、がん遺伝子が目を覚ます前に死んでしまうからだろうという説がもっともらしい答えです。確かに死の引き金となる老化遺伝子の働きを止めて何年も生きるハエをつくったら、がんができるかもしれません。寿命が短い傾向のある南半球の国々では、がん対策より、先行する感染症や栄養といった観点が重要です。がんを心配するのは豊かな国である証拠とも言えます。長寿国の日本でがんが心配になるのは当然のことです。

日本人の死亡率でもっとも多いのががんです。年齢が高くなるにつれてがんになる確率は高くなるのですから、健康長寿のためには、まずがんにならないような生活を心がけるのが第一です。すでに述べたように、NK細胞を高めておけばがんになりにくいのです。

ただし、お巡りさんのNK細胞はがんの予防に効果がありますが、お巡りさんが隙を見せて不良少年が塊《かたまり》になって数が多い暴力団になってしまったら、つまり、がんになってしまったら、お巡りさんのNK細胞では効果がありません。ですから、不良少年のときにたたいておくのが大事です。

がんになったら、「手術」「放射線」「抗がん剤」が、いわゆる3大治療です。さらに免疫療法がいろいろ考案されており、10～20％は完治しますが、今後はさらなる治療法が出てくる可能性は十分あります。

免疫療法は、軍隊であるT細胞やNK細胞を体外で増やして体内に注入し、それでがんをたたくという方法です。この療法は、そのままでは1年しか生きられないところをある程度まで延ばすといった延命効果はありますが、根治できません。

がんを治すためには、手術や放射線という方法がメインです。いまの最先端の治療法としては、手術や放射線に加え、免疫療法を使うというコンビネーションでやっています。

手術ができるようであれば、手術は仕方がないと思います。抗がん剤を使うこともありますが、たいていの抗がん剤は免疫力を弱めるので要注意です。ただし、いまは免疫力に影響を与えない抗がん剤も開発されています。

たとえば、**免疫力を弱めることなく有効な「抗体《こうたい》療法《りょうほう》」というのがあります。**抗がん剤はがん細胞をたたくと同時に、正常な細胞も傷つけてしまいます。ですから、正常細胞に影響を与えずに、がん細胞だけを攻撃できれば副作用を少なくできます。

そのように、がん細胞だけを標的にして攻撃できるようにしたのが、「抗体療法」

です。あるがん細胞特有の抗原（免疫反応を引き起こさせる物質）に対し、それだけに選択的な効果がある抗体（モノクローナル抗体）をつくって注射するといった新しい治療法です。

そうした治療法で、ある種の白血病であれば約4割、ある種の乳がんであれば約3割は治ります。これは化学的な抗がん剤ではなく、生物製剤の抗がん剤です。この抗体療法がどんどん増えていますから、抗がん剤でも多少は光が見えますが、まだまだ多くの抗がん剤は免疫力を弱めるので注意が必要です。

放射線の治療法も日進月歩です。副作用が出ることが多いのですが、放射線で時々がん細胞を潰《つぶ》すと、潰したがん細胞に対し、免疫力が働くようになることも期待されます。昨今、注目を浴びている免疫療法は、俗にチェックポイント阻害抗体を用いる試みです。なぜか、がん細胞は免疫細胞の働きにブレーキをかける事象が知られるようになり、そのブレーキを効かなくしてしまう抗体療法が、2018年にノーベル生理学・医学賞を受賞された、京都大学の本庶佑《ほんじょたすく》先生たちによって開発されました。ある種のがん患者さんには、大変な効果が認められ、次々とこの分野の免疫療法が進められています。

一般に免疫療法はいまのところ多少延命効果があるという段階で、本当に生還するパーセンテージはそれほど高くありません。ですから、がんになってしまったら、手術ができる段階であれば、それに越したことはありません。

70歳以上であれば、がんは放っておいても余命は変わらない

何歳を境にして手術を受けたほうがいいかどうかとなると、その患者さんの病状や体力などを総合的に判断しなければなりません。手術をしても意味がないとか、やればこの程度寿命が延びるとか、やれば治るというのは、一人ひとり全部違います。ですから、それについては担当医の判断が重要です。

手術をしていいのは、ある程度年齢が若い患者さんです。せいぜい60代までで、75歳以上になったらがんの種類にもよりますが、手術をしても余命が延びる可能性は少ないとも言われています。その年代になるとがん細胞もあまり元気がなくなり、

がんの進行が遅くなるからです。

年齢を重ねれば重ねるほど、手術をしてもしなくても余命はほとんど変わりません。がんの勢いが弱くなるし、自然治癒に向かう可能性があり、かえって放っておいたほうが延命できることもあります。歳をとればとるほど、がんについては、そういう安全圏に入ってきます。

東京都健康長寿医療センターには高齢の方が入院していますが、70歳以上になっていろいろな病気で亡くなると、徹底的に調べています（東京都健康長寿医療センターでは1972年の開設以来、老人総合研究所と一体となって病理解剖に取り組んでいる。これまでに1万例以上の病理解剖を行い、蓄積された資料は膨大なものとなっている）。

がん以外の病気で亡くなった70歳以上の人を病理解剖すると、肺や前立腺など、どこかに小さながんが見つかります。がんができていても、その進行が遅く、別の病気で亡くなってしまうわけです。ですから、70歳以上の人については、がんは手術しても治療しなくても、寿命はあまり変わらないと言えます。

60代までならば、たとえば胃がんなら、がんの患部を手術で取り除いてしまえばしばらく大丈夫です。60代ぐらいまでは医者に任せ、場合によっては手術したほうがいい。ですから、60〜70歳は、お医者さんにかかってがんが見つかったときには手術してもらう、あるいは放射線で治療するという方法もあります。

しかし、個人差はありますが、70〜75歳以上になったら、放っておいてもいいという先生もおられます。放射線や抗がん剤などを使って治療をし、その副作用が強ければ、日常生活に苦痛を強いられ、生活の質を落とすことにもなりかねません。強い痛みなどの苦痛があるようなら治療をしなければなりませんが、そうではない場合は治療しないほうがいいことも多いのです。

一般に言えるのは、諸外国と同じように**75歳を過ぎたら、がん検診などをやる必要はないかもしれません。**見つかったところで、治療をやってもやらなくても、それからの余命はほとんど変わらないのです。国もそれにお金をかけるくらいなら、若い人の健康診断にお金をかけたほうがいい。40代くらいまでの若いときのがんは進行が早く、死亡にいたるケースが多いので、早期発見が大事だからです。

第3章

病気と免疫の関係

——ここまでわかった最新の免疫学

マクロファージと顆粒球の役割

免疫の基本については第1章で簡単にお話ししましたが、本章では、もう少し詳しくお話ししていくことにしましょう。この免疫の仕組みを理解いただければ、これまで私がお話ししたことに納得いただけると思います。

血液は血漿《けっしょう》という液体成分中に、組織や細胞に酸素を運ぶ赤血球、血管壁の傷ついた部分に血液を凝固《ぎょうこ》させて塞《ふさ》ぐ血小板《けっしょうばん》、そして免疫を担う白血球と、3種類の固体成分があります。血液のほとんどは骨髄《こつずい》でつくられます。

白血球には、すでに述べたようにマクロファージ、顆粒球、リンパ球の3種類の免疫細胞があります。

マクロファージは、その名（Ｍａｃｒｏ＝大きい、Ｐｈａｇｅ＝食べるもの）のとおり、大型の細胞で、ほぼ全身に分布しており、異物が侵入するとすぐに駆けつけて異物を貪《むさぼ》るように食べ、細胞内に取り込み処理します。ですから、貪食細胞《どんしょくさいぼう》とも呼ばれます。また、老化した異常細胞を処理します。さらにマクロファージは司令塔として、自ら処理できない異物に対し、リンパ球や顆粒球を誘導します。

免疫の進歩には長い時間がかかっています。無脊椎《むせきつい》動物のレベルまでは、マクロファージだけの防御の時代が続きました。進化して脊椎動物になってから、防御効率を高めるため、マクロファージから機能が分化して顆粒球とリンパ球ができたのです。

たとえば、結核菌についてはマクロファージが細胞内に取り込んで処理しようとしますが、完全には除去できず、内部に結核菌が蔓延してしまいます。そのときに緊急事態をアピールし、T細胞やB細胞が出動するようにします。

マクロファージは原始的な細胞の一つで、単細胞時代の名残りをとどめ、実際、アメーバのような形をしています。原始マクロファージから赤血球や白血球、血小板などだけでなく、心臓や血管なども進化したのです。

顆粒球には、好酸球《こうさんきゅう》（感染やアレルギーで活性化する）、好塩基球《こうえんききゅう》（炎症に関与する刺激物質を分泌する）、好中球《こうちゅうきゅう》（細菌などを貪食する）の3種類がありますが、95％

は好中球が占めています。

普段、好中球は血流に乗って全身を監視していますが、細菌などの異物に気づくと血管からはい出て異物を取り込み、処理します。処理を終えた好中球は自爆しますが、そのとき化膿性の炎症を起こします。戦った好中球の残骸が膿《うみ》なのです。

このようにして、好中球は異物が体の中に入ると、まず先陣を切って戦います。顆粒球の寿命は2~3日で、半分は1日で入れ替わってしまいます。残骸を片付け、後始末をするのはマクロファージの役割です。

好中球などの顆粒球は、攻撃したり自爆したりするときに活性酸素を大量に放出します。こうした活性酸素は体内で無毒化されます。

しかし、顆粒球が増え過ぎたり、過剰反応を起こすと、無毒化する働きが追いつかずに、自分の体を攻撃して組織破壊を進めます。それが胃潰瘍《いかいよう》や十二指腸潰瘍を引き起こす原因にもなります。

過剰になるとこうした弊害を引き起こすこともありますが、好中球を主とする顆粒球は、外から入り込んだ細菌と戦い、感染症を防ぐ大事な働きをしています。ただし、好中球が処理できるのは、皮膚炎や食中毒の原因となるブドウ球菌、大腸菌などといった大きい細菌類です。ウイルスなどの小さな異物を処理するのはリンパ球です。

T細胞には攻撃を仕掛けるものや抑制するものがある

リンパ球は顆粒球で処理できないウイルスなど、小さな異物の処理を担います。顆粒球は普段も見回りをしていて、異物が入り込むとすぐに駆けつけて戦いますが、リンパ球はふだんはリンパ節の中で眠った状態です。そのため、リンパ球が働きはじめるまで多少時間がかかります。マクロファージから指令を受けて分裂を繰り返し、数千倍にも増えて異物と戦います。

「はじめに」や第1章で、T細胞とB細胞を「軍隊」、NK（ナチュラル・キラー）細胞を「お巡りさん」に譬《たと》えて簡単に説明しましたが、リンパ球には、**大きく分けるとT細胞、B細胞、NK細胞の3種類、さらに最近発見されたNKT細胞**があります。そして、Ｔ細胞はヘルパーＴ細胞、サプレッサーＴ細胞、キラーＴ細胞と、３つに分けられます。

少し専門的になりますが、順を追ってお話ししておきましょう。

Ｔ細胞の「Ｔ」は、胸腺《きょうせん》を意味するＴｈｙｍｕｓの頭文字です。骨髄ですべての血液細胞のもとになる幹細胞《かんさいぼう》がつくられますが、この幹細胞が骨髄から胸腺に流れ、分化・増殖してＴ細胞になります。

Ｔ細胞は胸腺で教育を受け、ヘルパーＴ細胞、サプレッサーＴ細胞、キラーＴ細胞に分かれます。胸腺で成熟するＴ細胞の95%は出来損ないで、胸腺にある自己抗原に反応して死んでしまいます。５％だけが生き残って、ウイルスなどの外からの抗原に対して力を発揮するわけですから、彼らはまさにエリートと言えます。

つけ加えると、胸腺ではなく肝臓や腸管で分化するＴ細胞があることを、新潟大学の安保徹さんのグループが１９９０年頃に見つけました。それが胸腺外分化Ｔ細胞です。いわゆるＮＫＴと呼ばれている細胞です。

Ｔ細胞は見た目がそっくりなので、はじめは一つと思われていました。ところが、活性化したときに働きはじめる細胞表面の分子、すなわち顔つきが違っていることがわかり、「CD8」という分子を持つのが「キラーT細胞」、「CD4」という分子を持つのが「ヘルパーT細胞」と、それぞれ役割に応じて名づけられたのです。

B細胞も幹細胞からつくられます。骨髄でつくられた幹細胞が骨髄を出て胸腺に流れていくとT細胞になるわけですが、骨髄でそのまま成熟するとB細胞になります。そして、消化管やリンパ節など体の各部分に配置されます。T細胞とB細胞は出自が同じなので、見た目もよく似ています。

キラーT細胞は「キラー」（killer、殺し屋）と名づけられているように、ウイルスに感染した細胞やがん細胞など異物を殺しにいきます。しかし、キラーT細胞は自分の判断で出動するわけではなく、司令官の命令を受けてはじめて出動します。その司令官がヘルパーT細胞です。ヘルパーT細胞はB細胞にも攻撃指令を出しています。つまり、ヘルパーT細胞はリンパ球の司令官です。

このキラーT細胞やヘルパーT細胞が暴走しないように歯止めをかけるのが、キラーT細胞、ヘルパーT細胞のあとで発見された「サプレッサーT細胞」（その発見の経緯についてはあとで説明します）です。つまり、車で言えば、ヘルパーT細胞やキラーT細胞はアクセル、サプレッサーT細胞はブレーキです。サプレッサーT細胞は、過剰に攻撃し過ぎないように抑制したり、免疫反応を終了させるといった役割をしています。

T細胞は地上軍、B細胞はミサイル発射

それでは、異物が体内に入ってきたとき、それぞれどのように働くのでしょうか。

ウイルスが体に侵入したときには、まずマクロファージが見つけ、食べて処理をすると同時に、ヘルパーT細胞にそのウイルスの情報を送ります。情報を受け取ったヘルパーT細胞は、キラーT細胞を活性化すると同時に、B細胞にも指令を伝えます。

キラーT細胞は分裂、増殖し、ウイルスに感染した細胞を探し、見つけ次第攻撃をします。細胞膜に穴をあけて内部で増殖していたウイルスを細胞ごと殺してしま

います。この攻撃が終わると、サプレッサーT細胞がそれ以上の過剰攻撃を行わないようにブレーキをかけて撤退させます。

つまり、**マクロファージ→ヘルパーT細胞→キラーT細胞→サプレッサーT細胞**というのが一連の流れです。もう一つが、ヘルパーT細胞から指令を受けてB細胞が動き出す流れです。B細胞は、ヘルパーT細胞の指令により、ウイルス（抗原）と反応して中和してしまうミサイルのような蛋白《たんぱく》分子（抗体）をつくり、結合してウイルスを不活化します。

ヘルパーT細胞がその標識に気づくと、刺激物質（インターロイキン）をB細胞に向けて分泌し、それを合図にB細胞は細胞分裂して、さらに大量の抗体が合成できる「抗体産生（プラズマ）細胞」に性質を変化させます。「抗体産生細胞」が大量の抗体をつくり、標的ウイルスに抗体を発射して殺していきます。

抗体がミサイルとしたら、B細胞はミサイル製造所であり、発射装置でもある。この抗体（ミサイル）は、その敵である浸入したウイルス専用につくられるので、違ったウイルスには効果がありません。

私はT細胞とB細胞を軍隊に譬えていますが、同じ軍隊でも役割は違います。T細胞は自ら突撃して異物を攻撃する地上軍のようなもので、B細胞は異物をミサイルで攻撃する艦砲射撃部隊のようなものです。対象にする敵も異なり、**T細胞は自己に近い異物であるウイルスを、B細胞は自己とはかけ離れた異物である細菌やウイルスを攻撃します。**

細菌は細胞を持っており、自ら分裂して増殖することができます。一方、ウイルスは細胞構造を持たず、他の細胞に寄生して増殖します。ついでに述べておくと、生命を持つ生物の最小単位が「細胞説」であるというのが19世紀以降、広く知られていますが、細胞を持たないウイルスは無生物に分類されます。

しかし、ウイルスは遺伝子を持っており、他の生物の細胞を利用して増殖できるという生物の特徴を持っています。そのため、生物と分類するか、無生物と分類するかは定義されていません。便宜的に「非細胞性生物」などと呼ばれています。

ウイルスは、体内に侵入すると私たちの細胞に寄生し、自己細胞がウイルスに感染して異物化します。ですから、自己に近いのです。

B細胞は、一度異物を処理すると異物の情報を記憶します。そして同じ異物が再び侵入したとき、ただちにB細胞が働きはじめ、その異物をすぐに処理できるようになるのです。その情報は新たなB細胞に伝えられ、何年も記憶されます。それが「獲得免疫」です。

記憶という点から考えると、脳と免疫は極めて共通しています。

たとえば、麻疹《はしか》に一度かかると、次に麻疹が流行ったとき、麻疹ウイルスが体内に入ってきても、麻疹ウイルスに対応する抗体が即座に大量につくられるので、麻疹を発病せずにすみます。それが麻疹に二度かかることがない理由です。

ワクチンを注射するのは、このような免疫記憶を獲得するためです。しかも、B細胞でつくられる抗体は、麻疹ウイルスなら、麻疹ウイルスだけというように、ある特定の抗原にしか反応しません。それでいて地球上のほとんどすべての物質に対応しており、間違えることがありません。

とはいえ、新型コロナウイルスに対しての免疫応答は、麻疹ウイルスやインフルエンザウイルスに対して起きる強い反応とは異なり、弱い反応の方も多々いるようで、強力なワクチン効果は期待できないかもしれません。

がん細胞を見つけ死滅させるNK細胞の発見

NK細胞はすでにお話ししたように、がんを殺す免疫細胞ですが、その発見の経緯を含めて、少し私の研究生活を絡めてお話ししておきたいと思います。

サプレッサーT細胞を発見したのは1971年、当時、千葉大学にいた多田富雄先生（1934〜2010年、東京大学名誉教授）を長とした、先生がまだ助手時代の私たちの研究グループです。サプレッサーT細胞の名付け親は多田先生で、私たちは先生のもとで実験を行っていました。その成果がきっかけで多田先生は東大に呼ばれ、私は同時にサプレッサーT細胞の研究をしていた教授に呼ばれて、スタンフォード大学で研究を続けました。

この研究が世界的に評判になり、私は当時、基礎医学に進むつもりはなかったのですが、「やったことの責任をきちんと取れ」ということで結局、研究生活に入ってしまったのです。

この当時の1970年代はじめまでは、リンパ球にはT細胞とB細胞しかないと思われていたのですが、1970年代半ばに、それとは別にがん細胞を見つけ出して攻撃し、死滅させる細胞が発見されました。それがNK細胞（正式にNK細胞と命名されたのは1986年）です。

それまで、がん細胞を潰しているのは何かという問題がありました。

人間の体は毎日、胃の表面や皮膚などで新しく細胞が分裂して生まれ変わっています。その数は24時間で約1兆個です。試験管の中で1兆個増やすと、遺伝子が突然変異を起こした、できそこないの細胞が5000個できます。非常に少ない割合なので無視していいような数なのですが、その5000個のできそこないの細胞はがんの芽であり、そのまま放置しておくとがんになる危険性があります。しかし健康であれば、その5000個は〝何か〟によって殺されるため、がんにならずに済んでいます。

このがん細胞を潰している「何か」が免疫細胞だとはじめに言ったのは、バーネット（フランク・マクファーレン・バーネット。オーストラリアのウイルス細菌学者。1899〜1985年）です。

バーネットは、B細胞がつくるミサイルはそれぞれの敵ごとに一つひとつ全部違うという研究で、1960年度にノーベル生理学・医学賞を受賞した人です。その後、できそこないの細胞を殺している細胞を研究し、「それはT細胞である」と言いました。彼はそれで二度目のノーベル賞を狙い、もし彼の説が正しければ、もう一度ノーベル賞をもらうだろうとも言われていました。

たしかに、T細胞の働きで大事なのは、人間の中にできている毎日のできそこないの細胞をたたくことです。ところがしばらくして、偶然にもT細胞のない奇形のマウス（ヌードマウス）ができました。もしバーネットが言っていることが正しかったのなら、そのマウスは発がん率が非常に高いはずでした。ところがそのマウスは、逆にがんができにくかったのです。それで、彼のノーベル賞は吹っ飛んでしまいました。つまり、毎日どこかにできてくるがん細胞を殺しているのがT細胞ではなかったからです。

その後しばらくは、何がこの5000個のできそこないのがん細胞を潰しているかがわかりませんでした。

NK細胞発見の裏話

NK細胞を発見した一人は、日本人の仙道富士郎《せんどうふじろう》（1938年〜。元山形大学学長、1975五年、NIH［米国立衛生研究所］での研究従事中、「NK細胞」を発見）さんです。ちょうど、私がNIHにいたときのことです。私はスタンフォード大学に留学する前にNIHにいたのですが、そこに北海道大学から留学してきた仙道さんがいました。

彼は、がん細胞にも免疫ができるのではないかということで、がんのワクチンができないかと研究をしていました。その研究途上、彼は何も免疫していない動物のリンパ球をがん細胞と混ぜてみたのです。すると、それでもある程度、がん細胞を殺す作用があることを見つけました。

普通は、それは実験の途中で起きる誤差範囲の現象のようなもので無視してしまいます。私も、「T細胞でもB細胞でもない、そんなものにがんを殺す細胞などがいるはずはないから、無視したほうがいい」と言っていたくらいです。しかし彼は、「無視できない」と研究を続けました。そのがん細胞を殺す力は、動物によっても多少違うのですが、若い動物が大変強く、歳をとるに従い、徐々に低くなっていきます。

仙道さんと一緒に飲みながら、「免疫もしていないナチュラル（自然）な状態で相手を殺す」ということで、細胞の本体を知らないまま無責任に「ナチュラル・キラー」（NK）という名前をつけたのです。それを仙道さんがNK細胞として発表しました。相前後して同時期に、ヨーロッパでもアメリカでも、3人の研究者が同じ現象を発表しましたが、仙道さんが最初に「ナチュラル・キラー」という現象と概念を発表しました。

その後、T細胞のないヌードマウスが、実はNK細胞をたくさん持っていることもわかりました。普通は、NK細胞はリンパ球のうちの1〜2割の割合ですが、ヌードマウスにはT細胞の代わりにNK細胞が入っており、5割以上にもなります。ですから、ヌードマウスにがんをつくるのはものすごく難しいのです。

　私は日本へ帰ってから、T細胞のブレーキ（サプレッサーT細胞）やアクセル（ヘルパーT細胞）がどう違うのか、あるいはブレーキ、アクセルのほかに細胞があるのではないかなど、T細胞の仕分けの研究をしていました。

　そのときに偶然、T細胞ともB細胞とも反応しない、しかしリンパ球の中の1～2割の細胞と反応する、わけのわからない抗体ができたのです。その抗体と反応する細胞を殺してみると、がん細胞を殺す力がドンと落ちてしまいました。

　そこで、私がつくった抗体はナチュラル・キラー細胞と反応するということで、当時の英国の『Nature』に論文を発表しました。つまり、ヒトでもマウスでも、リンパ球の中にはT細胞とB細胞以外に「これを潰してしまうと、非常にがんが出やすくなるという別のリンパ球がある」ことを証明したのです。

　私たちの論文で、健康体の中でも少量にできてくるがん細胞をつぶし、体を守っているのは、仙道さんたちが提唱していたこの「ナチュラル・キラー細胞」ではないかということがはっきりしたのです。

もう一つ、私たちが調べたことですが、NK細胞をたたくと、ウイルスに対する感受性が非常に上がり、ウイルス感染に弱くなります。ウイルスに感染すると、その細胞は突然変異を起こしますが、NK細胞は内部の突然変異によってできるがんだけではなく、外部からのウイルスに感染した細胞もたたいていたのです。つまり、**私たちの体には、毎日がん細胞という〝不良〟が5000個できると同時に、外からのウイルスに感染した細胞もできていますが、それもNK細胞がたたいている**というわけです。

NK活性が低いとがんになりやすい

NK細胞の殺傷力は歳をとると弱くなることが、人間でもマウスでも確認されています。NK細胞の数は健康な20〜30歳の人で、リンパ球に占める割合が10〜15%ですが、50〜60歳になると約20%と加齢とともに増加します。

つまり、年をとるにつれて数が多くなるのですが、その活性は低くなり、質が悪くなるというわけです。

また、第1章でお話ししたように、NK活性は昼間高く、夜は低いということがわかっています。マウスでも個体によって、NK活性が高いマウスと低いマウスはいますが、人間でもNK活性の高い人と低い人がいます。

「埼玉県立がんセンター」が、埼玉県の一般住民約3500人（40～80歳の男女）を対象に、1986年から1997年までの11年間、追跡調査して、NK細胞が「高」「中」「低」の3グループに分け、発がん率がどのくらい違うかを調査した研究があります。

それによると、「高」と「中」のグループががんにかかった率は、女性はいずれも2％、男性は各7％、6％。

これに対して「低」のグループは女性4％、男性9％と、NK活性の低いほうが発がん率が明らかに高かったのです。

さらに年齢、喫煙、食習慣などの影響を除くと、「低」の人は「高」「中」グループに比べて男性は約1・7倍、女性は約2倍、がんにかかりやすいという結論が出ました。

このような調査からも、NK活性が低い人はがんになりやすいということがわかります。高齢になればなるほどがんの発生率が高くなるのは、NK活性が低下することと関係していると考えられます。

そこで、NK活性が低い人は活性を上げればがんになりにくいということで、NK細胞をどうすれば活性化できるかという研究が盛んになりました。

NK活性は年齢の影響も大きいわけですが、自律神経の影響も大きく、ストレスを受けて交感神経が優位になると、高齢化と同様にNK細胞の数は多くなるのですが、活性は大きくダウンしてしまいます。つまり、役立たずのお巡りさんが多くなるようなものです。

ですから、はじめからお話ししているように、ストレスをためない生活、リラックスして副交感神経が優位になるような生活をすれば、NK細胞は活性化します。歳をとればとるほど、そのままではNK細胞が衰えるのですから、**ストレスをため**

ない生活をしてNK細胞を活性化することが大切です。

新たながん治療への光明、NKT細胞

もう一つ、1980年代半ばに新たにわかったのがNKT（ナチュラル・キラーT）細胞です。T細胞、B細胞、NK細胞につぐ、第4のリンパ球です。

当時の千葉大学医学部教授（現理化学研究所）の谷口克《まさる》さんの研究グループなど、いくつかのグループにより同時期に確認されたものです。

さきほどお話ししたように、安保さんの研究グループが「胸腺外分化T細胞」を発見しましたが、この胸腺外分化T細胞にもいくつかの種類があり、その半分以上がNKT細胞です。

NKT細胞とは、NK細胞とT細胞の働きをあわせ持ったリンパ球であり、活性化して単独でもがん細胞を殺したり、転移を抑える作用があります。また、NK細胞などに働きかけて、それらの細胞ががん細胞を殺すように仕向けます。

慢性リウマチなどの自己免疫疾患では、ＮＫＴ細胞が減少したり、活性が低下します。ですから、ＮＫＴ細胞がそれらの病気とかかわっているのではないか、あるいは、アレルギー性ぜんそくと関係しているのではないかなどとも言われています。

いま、ＮＫＴ細胞については研究がどんどん進んでいます。たとえば、２００９年には、理化学研究所が千葉大と共同で、ＮＫＴ細胞をiＰＳ細胞を利用して大量に増やすことに成功しました。

その活性化したＮＫＴ細胞をマウスに投与することで、がんの再発や転移が抑えられることがわかりました。つまり、それが人間に適用できるようになれば、がん患者のＮＫＴ細胞をいったん取り出して、それを増やして体内に戻し、がんを治療することが可能になります。

いまの免疫療法でも、ＮＫＴ細胞を活性化して患者の体内に戻すという治療法はすでに行われており、肺がん患者には有効だと言われています。しかし、ＮＫＴ細胞が少ない患者には効果はありませんでした。研究段階にあるiＰＳ細胞を利用してＮＫＴ細胞を大量に増やすことが可能になれば、ＮＫＴ細胞が少ない患者にも有効な治療になるというわけです。

ＮＫＴ細胞の役割についてはまだまだわかっていないことが多いのですが、世界中でこのような研究が行われています。免疫についてはまだわかっていないことが多く、いろいろな免疫学者がさまざまな役割を期待して頑張っているように面白い研究分野なのです。

怖いのは免疫不全

健康であれば、これまでお話ししてきたような免疫力が備わっています。年齢とともに衰えやすいＮＫ細胞を活性化するような生活をしていれば、がんになる危険も少なくなります。

また、ウイルスについても数日耐える体力があれば、免疫ができるので怖くはありません。ウイルス感染で死亡者が多く出るのは医療設備の整っていない地域で、免疫ができるまで生き延びることができないようなケースです。

しかし、免疫不全の人は免疫力が大きく落ちているので、普通の人であればかからないような病気になります。

免疫不全には、「先天性免疫不全」と「後天性免疫不全」があります。先天性免疫不全は、生まれつき免疫系に障害があり、感染から十分に身を守れなくなった状態です。

免疫力が極端に低いので、健康な人であれば、感染症を起こさないような弱い病原体が原因で感染症を発症（「日和見感染」）します。ヘルペスやカンジダ口内炎などがそうです。さらに、「アレルギー」や「自己免疫疾患」を併発しやすいのが特徴です。

次項で詳しく説明しますが、「自己免疫疾患」とは、自分の細胞や組織に対して免疫反応が起こった結果、自分の正常な細胞や組織を攻撃してしまうことで発生する病気です。いわば軍の誤爆です。免疫不全では、発生したがんを排除できないこと、しばしば感染症にかかるために免疫細胞が変異しやすく、がんの発生率は健康な人の100倍以上と言われます。

「後天性免疫不全」と言うと、すぐに「エイズ」（「後天性免疫不全症候群」＝ヒト免疫不全ウイルス［ＨＩＶ］に感染し、それによってさまざまな病気が発症した状態）を思い浮かべるかもしれませんが、それだけではありません。よく使われる薬や治療によっても同様の状態が起こる危険があるのです。

その薬の一つが「ステロイド」です。ステロイド剤は、抗炎症作用や免疫抑制作用があります。そのため、湿疹や皮膚炎、花粉症などの身近な病気から、関節リウマチなどの膠原病《こうげんびょう》やがんなどの難病まで、さまざまな治療に使われます。

健康な人が短期間使う分にはそれほど重い副作用が出ることはまずありませんが、ステロイド剤は免疫を抑制するので長期間使い続けると危険です。副作用としては、感染症にかかりやすくなる、悪化するなどがあります。

大量投与の副作用としては、細菌に感染しやすくなる、糖尿病、胃潰瘍、ムーンフェイス（満月様顔貌《がんぼう》）、肥満など、長期投与の副作用としては、副腎機能の低下、骨粗鬆症《こつそしょうしょう》、高脂血症、高血圧、白内障、緑内障《りょくないしょう》などが知られています。

ステロイドのほかに、抗がん剤や各種の免疫抑制薬による免疫抑制や栄養障害など、代謝障害による免疫不全なども「後天性免疫不全」です。今度のコロナによる死亡者は、このような薬剤を投与された方が多かったようです。

エイズはご存じのように、体液や血液を介してウイルス感染するものです。HIVは、おもにヘルパーT細胞を選んで感染します。ヘルパーT細胞はすでにお話ししたように、キラーT細胞やB細胞の司令塔ですから、それがHIVに乗っ取られてしまい、健康な人の20分の1以下に減ってしまうので、免疫力が大きく落ちてしまいます。

HIVは数年～十数年という時間をかけて増殖します。発症までは健康な人と変わらない状態が続きます。感染して治療しないまま放置していると免疫力が徐々に衰えていき、数年～十数年で、健康な人ならば何ともない細菌やウイルスでさまざまな病気が起こります。

病気が「エイズ指標疾患」（カンジダ症、化膿性細菌感染症など23の疾患）にあてはまると、「エイズを発症した」と診断されます。いまは、発症前にHIVに感染したとわかったら、抗HIV医療によってエイズの発症を抑えることができるようになりました。ただし、完全にHIVを殺すことはできないので、エイズが完治することはありません。そのため、薬を一生飲み続けなくてはいけません。

自分を守るべき軍隊が自分を攻撃してしまう「免疫病」

免疫力は「免疫不全」のように極端に低下しても困りますが、**逆に免疫力が異常に強くなっても困ります。**それが先ほど少し触れた「自己《じこ》免疫《めんえき》疾患《しっかん》」（いわゆる「免疫病」）や「アレルギー」のケースです。

免疫力という軍隊の予算を増やし過ぎて軍隊を非常に強くしてしまうと、軍隊が力を持ち過ぎてクーデターを起こすような状態に陥ります。シビリアンコントロールという抑制作用が効かず、外敵であるウイルスや細菌でなく、内側に向かって、すなわち自分の細胞を攻撃してしまいます。それで起きるのが「自己免疫疾患」や「アレルギー」です。

「自己免疫疾患」には、全身が影響を受ける「全身性自己免疫疾患」と、ある臓器だけが影響を受ける「臓器特異的疾患」の2種類があります。

「全身性自己免疫疾患」には、関節リウマチや全身性エリテマトーデス（全身の臓器に原因不明の炎症が起こる）などの膠原病《こうげんびょう》などがあります。

「臓器特異的疾患」には、重症筋無力症《じゅうしょうきんむりょくしょう》（神経・筋）や、バセドウ病（内分泌代謝）、急速進行性糸球体腎炎《きゅうそくしんこうせいしきゅうたいじんえん》（急速に進行し、急性腎不全にいたる病気）、自己免疫性肝炎（免疫システムの異常により、肝臓に傷害が起こる）、慢性萎縮《いしゅく》性胃炎、甲状腺機能低下症（甲状腺ホルモンの分泌量が不十分になって甲状腺ホルモンが不足し、神経系、心臓、代謝など各器官の働きが低下し、全身の活動が低下する）などがあります。

いずれにしても難病と言われる病気ですが、それらは免疫力という通常であれば自国（自分）を守る軍隊が自国内でクーデターを起こしてしまい、自国民（自分の細胞）を攻撃することから起こります。なぜ、反乱を起こすほどに免疫力が異常に活性化してしまうのか、その原因はよくわかっていません。

たとえば、なぜこの人がリウマチになり、あの人はリウマチにならないかはわからないのです。ちょっとしたウイルスが来ても普通に反応して終わればいいのですが、異常に反応し過ぎて、それで病気を引き起こす人もいます。結果として、リウマチの人を診察すると、たくさんのリンパ球がつくられており、それが関節に集まっていることがわかります。

関節リウマチは、最初の症状として、朝起きたときに手が強張《こわば》っていて手を握るのが困難になります。その強張りが1時間以上も続くようなら、リウマチの可能性が高い。それが進行すると手の指の関節、足の指の関節が冒《おか》され、痛みが出ます。さらには手首、膝《ひざ》、肘《ひじ》などの大きな関節へと痛みが広がっていきます。関節炎が進行すると、関節そのものが変性します。最終的には、関節が壊れ、骨と骨が直接接した状態になりますが、こうなるともはや関節を動かすことができなくなってしまいます。

細菌やウイルス感染など、何かをきっかけにしてリンパ球が自分の組織を間違って異物とみなし、誤爆攻撃してしまうのです。まず関節の滑膜《かつまく》という部分に炎症が起き、滑膜が異常に増殖します。さらに、増殖した滑膜などが炎症性の物質（サイトカイン）を放出することで関節全体に炎症が広がっていき、軟骨や骨が破壊され、関節が変形します。

増えたリンパ球を少なくしてしまえば、炎症が抑えられ楽になります。リウマチの治療薬はみな、リンパ球という軍隊を弱くするものです。ただし、抑え過ぎるとリンパ球が少なくなりすぎて、感染症を起こしやすくなります。そのあたりのさじ加減が難しく、そのさじ加減がうまいかどうかで、「名医」か、そうでないかが決まるのです。ですから、関節リウマチのような「自己免疫疾患」の治療は、非常に注意をしなければなりません。

新型コロナウイルスで花粉症が止まる？

「自己免疫疾患」のような難病ではなくても、よいことをしている免疫が自分に不利なことをする場合があります。すなわち同じリンパ球なのに、ある人にとってはいいことだけではなく悪いこともします。悪いことをするのは、すべて「アレルギー」と言います。広くとらえれば、「自己免疫疾患」も含めて「アレルギー」と言ってもいいのです。

しかし一般には「自己免疫疾患」とは、自己の体を構成する物質を抗原（免疫反応を引き起こさせる物質）として免疫反応が起こる病気、それに対して「アレルギー疾患」とは、外部からの抗原に対して免疫反応が起こり、普通では無害なのですが、それが不快な症状を引き起こしてしまうものととらえられています。

「アレルギー性疾患」の代表が花粉症（アレルギー性鼻炎）です。アトピー性皮膚炎、ジンマシン、アレルギー性胃腸炎、気管支喘息《きかんしぜんそく》、食物アレルギー、薬物アレルギーなどもそうです。

花粉に対する抗体というのは、ほとんどの人が持っています。花粉が体に入ると、それと反応してリンパ球が抗体をつくります。次に花粉が入ってきたとき、体内にある抗体が花粉と反応して肥満細胞を刺激し、ヒスタミンを出します。ヒスタミンは血管拡張、血管透過性、炎症作用などを持つ物質で、このヒスタミンが作用して悪さをします。毛細血管の透過性が増して血管から水分がしみ出し、粘膜からは粘液が分泌され、くしゃみや大量の鼻水になります。

そのヒスタミンの働きを止めてしまうのがアドレナリンです。アドレナリンとは、緊張したときや怒ったときに出てくるホルモンです。ですから、緊張したり、強いストレスを感じるとアドレナリンが出て、スギ花粉症の症状が止まってしまいます。集団で強いストレスを感じるようなことがあると、花粉症の人が少なくなるということがあるのです。

花粉症は、生活環境と性格や心の動き、免疫反応が関係している疾患の一つです。たとえば、１９９５年は、その前年の猛暑の影響からスギ花粉の量が例年の何倍にものぼると言われ、実際に大量の花粉が飛散しました。その年は花粉症が多いだろうと、製薬会社はアレルギー薬を例年の５～10倍つくりました。しかし、実際には花粉症の人が少なく、例年の10分の１も薬が売れなかったのです。

その原因は、１月17日に起きた阪神淡路大震災と、３月20日に東京で起きた地下鉄サリン事件の影響で、一種の集団ストレス状態になったからだと考えられます。つまり、東京と大阪、神戸という人口密集地域の人たちが、地震とサリン事件によって、みんな大きなストレスを感じて緊張状態になり、アドレナリンが多く出たのです。その結果、花粉症の症状を起こす人が少なかったと考えられます。**東日本大震**

災のあった2011年や、新型コロナウイルスによる世界同時不況が発生し、日本国内でも学校閉鎖や休業要請などによる失業者の増加などが起こった2020年についても、同じことが言えるでしょう。

いまのように、景気が悪く、政治も不安定で、みんなが将来の不安を抱かざるを得ないような状態は、多くの人たちがストレスを抱えています。当面の生活が心配で、花粉症を心配する余裕のない状態になると、花粉症は少なくなるのではないかと予測されます。花粉症の人が多いかどうかは、不安やストレスが強いかどうかと相関関係があります。

花粉症のタレントでも、テレビの本番中はその症状がピタッと止まってしまい、放送が終わるとまた症状が出るということがあります。オーケストラの団員にもたくさんの花粉症の方がいらっしゃいますが、本番が始まるとくしゃみや鼻水などがピタリと止まります。本番中は緊張してアドレナリンがどんどん分泌されているので、症状が止まっているわけです。ですから、**いつも緊張しているような気合が入っている人は、あまりスギ花粉症にはなりにくいと考えられます。**緊張感のない満足した生活をしている人がなりやすいと言えます。

花粉症についてもう一つ指摘しておかなければならないのは、排気ガスとの関係です。

たとえば、日光や秋田は杉で有名で、木こりの方が多くいます。その人たちは朝から晩までスギ花粉にさらされていますが、花粉症の人はほとんどいません。

むしろ、都心に花粉症の人が多く、ことに都心部の交通量が多いところです。つまり、スギ花粉と排気ガスが混ざることで花粉症が発症すると考えられます。実際、スギ花粉と排気ガスに含まれる窒素《ちっそ》酸化物などが混ざることによって花粉に対する抗体ができやすくなり、花粉アレルギーが起こりやすくなることがわかっています。

杉の木が多くても自動車が少ないところでは、花粉症を発症する人は少ないのです。**スギ花粉症の人が増えているのは、日頃、自動車の排気ガスにさらされているような地域**です。

石垣島や八丈島など、交通量の少ないところに住んでいた人は花粉症が少ないのですが、その人が東京など大都会に出てきて働くと花粉症を発症したりしますが、それはどうしても自動車の排気ガスにさらされるからです。

アトピー性皮膚炎と石鹸の因果関係?

小児や成人のアトピー性皮膚炎は、年々増加しています。あるテレビ番組でその対策法を聞かれたとき、「赤ちゃん用の石鹸工場を潰してはどうか」と冗談で話したところ、スポンサーの石鹸会社の方からお叱りを受けてしまいました。

人の皮膚の表面は、皮脂腺から出た脂で被《おお》われています。アトピー性皮膚炎のほとんどの原因物質である外来のダニ・カビを弾き飛ばしているのが表皮のこの脂ですが、石鹸はこの脂を取り去ってしまいます。赤ちゃんは皮膚の一番上層の表皮が薄く、石鹸を使ってゴシゴシやると傷つきやすく、ダニ・カビ抗原が容易に皮膚を介して入ってきます。

明治時代になって石鹸が外国から入ってくるまで、日本人にアトピー性皮膚炎はありませんでした。また、あまり風呂に入る習慣のないモンゴルのテント村ではアトピーの患者を見つけることはできません。石鹸が大きな負の要因です。有名な小説家で、何年も一切石鹸のない生活をしておられる方がいらっしゃいますが、極めてお元気です。石鹸がなくてもヒトは死にません。

洗濯や食器を洗うには有用ですが、皮膚にとっては害の方が多いので成人になってからも要注意です。また、生活環境も大きく影響します。ダニ・カビが多いのは暖房の整ったサッシのある近代的な家です。昔のガタピシした風通しのよい、吹きさらしの家には、ダニ・カビは少なかったのです。湿度を保った居心地のよい家のほうが、かえってアトピー患者を増やしているのかもしれません。

ちなみに、日本では赤ちゃん用石鹸の使用量が多く、韓国がそれを追いかけているそうですが、共にアトピー性皮膚炎の患者数と比例します。また皮膚は局所により表皮の厚さが違います。屈曲部の表皮の薄い場所をゴシゴシやるのがよくないとも考えられます。

ともあれ、生まれながらの体質も多少関係しますが、多くは異常な清潔好きのお母さんがアトピー患者を増やしているのかもしれません。

第4章

ちょい不真面目な人は病気にならない

――「健康長寿」のための生活習慣

(1)「若返り」の薬よりも、ちんたら運動で「健康長寿」

「長寿」を犠牲にしても「不老」を求める人たち

古来、人類は「不老不死」を求めてきました。ギリシャやメソポタミア、インド、中国など、世界中にそうした神話はあるようです。それは神々の世界の話ですが、富と権力を得た人が最後に求めるのは、老いたくない、死にたくないということで「不老不死」なのでしょう。

秦の始皇帝《しこうてい》（紀元前3世紀頃）は不老不死を求めて、徐福《じょふく》に命じ不老不死の薬を探しに行かせたという話があります。もちろん、そんな薬は手に入らず、徐福は戻りませんでした（司馬遷の『史記』に記録されている話）。

もちろん、人間は最終的には死ぬとわかっています。ですから、いまの人は「不死」を求めることはないでしょう。「不老不死」などは所詮無理なので、たいていの人はできるだけ健康で長生きしたいと望みます。できれば年をとらずに、質のいい生き方で長生きしたいというわけです。それが〝不老長寿〟でしょう。

しかしながら、「不老」と「長寿」は一致するとは限りません。「不老」は歳をとらないことです。普通であれば歳をとるのが当たり前ですから、「不老」とは「年齢に逆らう」ということです。英語では「アンチエイジング」。「長寿」は長生きすることで、「ロングライフ」です。長生きしたとしても、若さは保てないのが普通です。

それでは「長生き」と「不老＝若さ」のどちらかをとらなければいけないとすると、どちらを選ぶか。

日本など東洋的な考えでは、年齢相応に歳をとることは受け容れざるを得ないが、長生きしたいという考えが主流でしょう。しかし、アメリカなど白人の世界では、場合によっては「長寿」を犠牲にしても「不老」、つまり「アンチエイジング」を求める人が多いようです。

単に長生きするだけなら方法はある

ただ長生きするというのであれば、方法はあります。たとえば、ラットなどの動物をできるだけ長く生かそうとするとき、生物学者はそのラットをできるだけ動かさず、体の中に入れる栄養を少なくします。マウスなどの動物は厳しい環境の中で生きていますから、いま食べることができても、次にはいつ食べることができるかわかりません。ですから、目の前に食べ物があれば、腹いっぱいになっても食べることをやめずに、お腹に詰め込められるだけ詰め込みます。

動物は自分の意思でダイエットをすることはできません。人間が餌《えさ》をコントロールして、腹7~8分程度の量を与えるのです。すると、そのラットは長生きします。人間も「粗食のほうが長生きする」と言っているのは、こうしたマウスの実験の結果などからなのです。

簡単に長生きさせることができるとしたら、眠らせてしまう、いわば冬眠状態にさせてしまうことです。人間を冬眠状態にすれば、１５０歳ぐらいまで生きると考えられています。たしかに１５０歳まで生きれば長生きですが、眠ったままで１５０歳まで生きても、その人にとって生きている意味はないでしょう。

余命短い人を「どうしてもあと1年間生かしてほしい」となれば、体温を落とし、栄養を最低限にして、寝た状態にして心臓だけを動かすというようなことをすれば、できないことはないわけです。

生命活動と意識のレベルをものすごく落としてしまえば、生かすことはできます。そういう「長生きの作戦」はあります。ですから、単にできるだけ長生きしたいというのであれば、寝たきりではないとしても、生命を維持する最低限の栄養しか摂らずに、活動性を低くすれば可能かもしれません。

しかし、人間の場合、それでいいのでしょうか。人間が生きているということは、日々活動しているわけです。一日中、体も動かさず、ほとんど寝たままで生命維持だけのための最低限の栄養を入れるだけというのでは、人間として生きている意味はほとんどないでしょう。

アンチエイジング治療は危険が大きい

日本人の平均寿命はどんどん延びてきましたが、この2年ほどは男女ともに前年を少しずつ下回り、2022(令和4)年は男性81・05歳(前年は81・47歳)、女性87・09歳(前年は87・57歳)となっています(2023年7月厚労省発表)。ちなみに、女性は世界第1位で、男性は世界4位(1位はスイスの81・6歳)と、世界的に世界的に長寿国であることは変わりはありませんが。

もちろん、元気であればいくらでも長生きしたいでしょうが、寝たきりになり、人の世話になってまで長生きしたくないというのが、多くの高齢者の望みではないでしょうか。つまり、できれば長生きしたいけれど、それも「健康で元気であってこそ」です。現代人の望みは単に長生きすることではなく、「ぴんぴんころり」というように、長生きして、できれば健康で質のいい生活を送り、最期は長く苦しむことなくコロリと死んでいきたいというものでしょう。長生きはしたいけれど、それも「体が健康で」という条件がつくわけですね。つまり、「健康長寿」ということです。そのためには、「老いを遅らせ、体をできるだけ若い状態に保つ」ようにしなければなりません。

それをさらに進めれば、「老いを止める、若返りたい」という願望にもなります。「若さよ、もう一度」という願望は、人間、とくに女性には根強くあるものです。その若返りを求める願望に応えようというのが、アンチエイジング（「抗老化」、あるいは「抗加齢」）医学で、盛んなのはアメリカです。

アメリカでは、アンチエイジング治療が広まっています。歴史的には、欧米では20～30年前から行われるようになりました。最初に行われたのは女性ホルモンを大量に投与することで、更年期障害《こうねんきしょうがい》のひどい女性を治療するという方法からです。

更年期障害の症状は、冷えや頭痛、めまい、耳鳴りなどの体の症状から、不安、イライラ、不眠、うつなどの精神的な症状までいろいろあります。そういう障害がひどい女性に女性ホルモンを投与すると、症状が軽減するだけでなく、しみ、しわも少なくなり、精神的に元気に若返ります。場合によっては、止まっていた生理が復活することもあります。

そうしたことから、更年期障害の治療だけではなく、若返りの薬としても使われるようになったのです。男性についても同様で、男性ホルモンを投与すると、体が若返るだけでなく、精神的にも活発になり、元気になります。

しかし、女性ホルモンを大量に投与すると、乳がんや子宮がんになる危険性が非常に高くなります。男性の場合も男性ホルモンを投与すると、前立腺がんになる危険性が高くなります。

更年期障害のホルモン療法は、日本でも十数年くらい前から行われるようになりました。しかし日本では、よほど更年期障害がひどい人を除いて、実際にホルモン療法を受ける人は少ないようです。それは、乳がんなどになる危険を冒したくないということが大きいのでしょうが、日本では人工的にホルモンを体の中に入れることに抵抗があるからでしょう。

しかし、アメリカでは少し考え方が違うようです。乳がんになる危険性が多少高くなっても若返りたい、という人がたくさんいます。アメリカの医療制度は日本と違い、そういう薬が一般に売られているので自分で手に入れるのが簡単です。日本では、医師の処方箋がなければ手に入りません（並行輸入などは別ですが）。

アメリカで使われている女性ホルモンの量は、1人当たり日本の200倍ぐらいとも言われています。いかに若返りたいと思っている女性が多いかがわかります。日本でも近年、乳がんが増加しており、20人に1人、アメリカでは日本の倍以上の割合で乳がんにかかると言われています。アメリカで乳がんが増えているのは体質や食生活の違いもあるでしょうが、そうしたホルモン剤の影響もあると考えられています。ですから、いまは**性ホルモンなどで若返ることが可能になっていますが、長生きできない、それどころか短命になる危険性が大きい**のです。

このように心と身体をつなぐ大切な働きをしているものとして各種のホルモンが知られています。体の大切な命令系は脳神経が中心ですが、神経を介して内分泌系のホルモンと免疫系も大きく働きます。親戚のようなこの3つの系は、生体にとってはとても重要です。会社にたとえれば重役会議のようなもので、3つの系が常に連動して働いています。ですから、この一つがうまく作動しないと全てに不具合が生じてしまいます。

女性は高齢になると、当然ながら女性ホルモンの分泌が少なくなってきます。男性も高齢になると、男性ホルモンが少なくなり、段々と萎《しお》れていくようですが、高齢女性には割と元気な方が多くいらっしゃいます。年齢を重ねると、女性からも男性ホルモンが分泌されるようになるからです。男性ホルモンの働きは、社交性、出世欲、闘争心といった前向きの思考と関連します。一般に女性が長生きなのは、この男性ホルモンのせいかもしれません。

成長ホルモンで若返る?

昨今話題になっているのは、脳下垂体《のうかすいたい》という場所から出る成長ホルモンです。文字どおり、子どもが成長するうえで大事なホルモンです。成長ホルモンの分泌が悪いと、子どもがきちんと成長できずに小人症になってしまいます。ですから、いまは成長の遅い子は、成長ホルモンの分泌量を測り、成長ホルモンを与えるという治療が行われています。

以前は、子どもが成長するときに大切なホルモンであって、大人になればあまり大切な役割をしないと思われてきたのです。ところが、この10〜20年で、成長ホルモンが大人になっても大切な役割を果たしていることがわかってきました。

脳下垂体にがんができたときには、いまは高度な手術ができるようになり、脳下垂体を手術で取ることができます。あるいは、放射線でがんのできた脳下垂体を潰してしまうという治療を行います。成長ホルモンは子どものときにしか必要ないので、脳下垂体を潰してしまっても何ら影響はないと思っていたのです。しかし、この脳下垂体をとったり、潰してしまうと、一挙に歳をとってしまうのです。

たとえば、50歳の人に手術をすると、1年もしないうちに頭髪は抜け、目は白内障になり、歯はぼろぼろになります。50歳の人は一挙に老化が進み、60〜70歳の人のようになるし、70歳の人は80〜90歳の人と同じような状態になってしまいます。

そうしたことから、**成長ホルモンは子どもが成長する役割だけをしているホルモンではなく、歳をとるのを止めているホルモン**だろうということがわかってきました。

いま成長ホルモンは、遺伝子工学で試験管の中で大量につくることができます。その成長ホルモンを70歳以上の男性を集めて注射をし、運動をさせて、どのような生理的な変化が表れるかを調べました。すると、筋力が若い頃の状態に戻り、さらにいろいろな体の生理学的な状態が若返ってくることが判明しました。

それだけでなく、脳のβ《ベータ》エンドルフィンの分泌が盛んになるのです。βエンドルフィンは脳内麻薬と言われるように、鎮痛作用があり、幸福感をもたらすホルモンです。ですから、気分も明るくなる。高齢になると、βエンドルフィンの分泌が悪くなります。一般に80歳、90歳と高齢になるほど、無口になり、暗くなる人が多いのはそのためです。

成長ホルモンを投与すると、βエンドルフィンもどんどん分泌されるようになるので、80~90歳の人が明るくなります。またβエンドルフィンは、男性が魅力的な女性の体を見て「ムラムラ」とするときや、性行為のときに分泌されるホルモンであり、いわば〝スケベホルモン〟です。明るくなるのはいいのですが、高齢で、女性を見ると目がぎらぎら光ってムラムラするというのも、ちょっと困りますね。

成長ホルモンは性ホルモンと違って副作用がないので、いまアメリカでは非常に多く使われています。たとえば、アメリカのシニアプロゴルファーなどには使っている人が多いと言われています。日本ではまだ若返りの薬としては認可されていないので、日本で使いたい人はヤミで入手しているようです。

ただし、成長ホルモンは、70歳以上の高齢者でなければ、効果はあまりないとも言われます。また、成長ホルモンはいまのところ、たしかに副作用があまりないようですが、だからと言って長生きに結びつくとは言い切れません。

50歳過ぎたら運動のやり過ぎは禁物

いまお話ししてきたように、不老と長寿が必ずしも一致するとは限らないのですが、どちらか一方だけでなく、両方大切で、できれば一致するのが理想です。不老は不可能としても、できれば死ぬ寸前まで健康で、長寿を全うしたいというのが多くの人の望みでしょう。

そのためには、性ホルモンや成長ホルモンなどを人為的に入れるのではなく、**運動、食事、頭を使うという3つの生活習慣が大切**です。それが、自ら免疫力を高め、がんなどの病気にならず「健康長寿」を全うすることにつながります。

最近は、健康のために運動をすることの大切さをみなさんわかってきているので、中高年の女性たちや定年後にスポーツクラブに通う人も増えています。しかし、運動がいいといっても、50歳を過ぎたらやり過ぎは禁物です。

真面目な人は、スポーツクラブに行ったら頑張り過ぎて、かえって体を壊してしまうことが多い。それまでほとんど運動らしい運動をしてこなかった人が、いきなりトレッドミルで走り過ぎたり、負荷の重いトレーニングマシーンを自己流でやり過ぎたりしたら、膝などを壊しやすいのです。

有名なのは、アメリカで「ジョギングの神様」と言われたジェイムズ・F・フィックスの例です。彼は30代半ばで100キロ近くまで太ってしまったので、毎日15キロのジョギングをし、30キロ以上の減量に成功しました。その体験を書いた彼の著書『奇蹟のランニング』が世界的にベストセラーになり、1980年前後には、ジョギング健康法がブームになりました。しかし彼は、１９８４年、ジョギング中に心筋梗塞を起こし、52歳で亡くなりました。

それを機に、ジョギングは心臓に負担をかけるため、人によっては危険があるというので、ジョギングブームは衰退しました。心臓に負担がかからないウォーキングのほうがいいと言われるようになったのです。ジェイムズ・F・フィックスの場合には、解剖してみると冠動脈硬化《かんどうみゃくこうか》がかなり進行していたということです。

以前、野村克也（１９３５年生まれ。２０２０年死去）さんとお会いしたことがあります。当時、野村さんは東北楽天ゴールデンイーグルスの監督（２００６〜０９年）になる前で、社会人野球のシダックス（２００３〜０５年）の監督をしていました。健康法を聞いたところ、こんなふうに言っていました。

「何も運動はしていません。やったほうがいいかなとは思うのですが、長生きしている動物を見ると、ツルは千年、カメは万年と言われ、カメやワニは１００年生きると言うけど、見ていると川の岸にじっとしているでしょう。だから、ワシも動かないことが健康法です。仕事をしていたら嫌でも動くから、それだけでいいと思っています。ワシはカメですよ」

野村さんは、巨人軍の監督だった長嶋茂雄（1936年生まれ）さんと同じ田園調布にお住まいなので、長嶋さんが毎朝ジョギングをしていたことを知っていました。そんなふうに日常的に真面目に健康管理をしていた長嶋さんは、67歳のとき（2004年）に脳梗塞で倒れています。若い頃から運動をして、いかに元気な人でも、**運動のし過ぎはかえって健康に悪いのです**。いわんや、50代、60代になってから突然、運動をしはじめるのならば、やり過ぎに注意が必要です。

体育会系出身者のほうが寿命が短い

実際、体育会系の出身者は、そうでない人（文科系や理科系出身者）よりも平均寿命が約6年短いという調査結果（1872年から1981年までの戦死・戦病死を除いた国立大学出身者の死亡年齢の比較）があります。

スポーツをしているから健康とは言えないのです。日常的に激しい運動をしている運動選手などは、かえって寿命が短いのです。つまり、運動もやり過ぎては体にとってよくありません。その理由は、激しい運動をすると活性酸素が多く発生するからです。活性酸素は老化を早めるなどの悪いイメージがありますが、免疫力が活動するうえでは大切な役割も果たしています。顆粒球が異物を呑み込むときに、活性酸素を使って分解します。また、細胞を酸化することで行動を活発化させてもいます。

ただし、すでにお話ししたように、体内には活性酸素を無毒化する仕組みがありますが、必要以上に増えるとそれが追いつかなくなります。激しい運動をすると、体は大量の酸素を必要とします。そのために、呼吸が速く、大きくなります。大量の酸素を燃やすので当然、活性酸素も大量に発生します。そのために老化を速めます。ですから、体育会系の出身で長期にわたって激しいスポーツをしている人たちの寿命が短くなるのではないかと考えられます。

少し専門的な話になりますが、心血管は炎症を起こすと確実に硬化します。たとえば、移植された心臓は絶えず慢性拒絶による軽度の炎症にさらされます。一番大きな問題である心血管の硬化を統御できれば予後が格段と向上します。動物実験でも、いくらコレステロール値を高くしても簡単に硬化は起きません。トップアスリートは若い時から息切れのするような激しい運動をしていますから、当然、心血管に軽い炎症が起きています。年をとってから心筋梗塞になるアスリートが意外に多いのも、そのせいでしょう。ですから、ジョギングよりも「ちんたら」運動をお薦めします。

週3時間以上の運動で細胞の寿命が長くなる?

運動が体にいいのは、あくまでも適度な運動ということです。それほど激しい運動を続けるのでなければ、運動習慣は健康にいいのです。運動によってアンチエイジング効果があるということでは、こんな調査結果があります。

イギリスの大学（ロンドンのキングスカレッジ）の調査では、週3時間以上の運動習慣がある人は、運動をしない人（週に15分以下）と比べ、細胞の寿命が約9年長くなるという結果を発表しています。細胞の寿命が長くなるとは、寿命を決定するテロメア（染色体の末端部にあり、染色体末端を保護する役目をもつ）が、寿命にすると9年分長いということです。

この調査は18～81歳の約２４００人の双子を対象にし、運動習慣のアンケート調査と血液を採取してテロメアの長さを調べたものです。遺伝的な条件が同じである双子を対象にしたことで、生活習慣によって老化のスピードが違ってくるのをはっきりさせたわけです。運動習慣があることで約9年分、老化が遅くなるということで、それがそのまま寿命が変わるかどうかはわかりませんが。

この調査での週3時間の運動というのが、どの程度の強さの運動かどうかはわかりませんが、ウォーキングも入るならば、１日30分程度のウォーキングで老化の進行が変わるということです。

ついでですが、このキングス・カレッジの研究では、やはり双子を対象にした調査で、ほくろが多い人（１００個以上）は、25個以下の人よりもテロメアが長いことを発見しました。だいたい6～7年の違いがあったということです。つまり、科学的な説明はできませんが、ほくろの多い人のほうが6～7年、老化が遅くなるというのです。

「ちんたら運動」が体にいい

私は「ちんたら運動」を勧めています。適度に体を動かすことを持続していくのがいいのです。適度に運動すれば、NK細胞が活性化します。すでにお話ししたように、NK細胞は60歳以上になるとどうしても下がります。適度な運動をしていれば、活性を保つことができます。

あまり激しい運動をするとリバウンドで下がることがありますし、脳梗塞などの危険もあります。定年になって時間ができたからといって、スポーツクラブに毎日通って毎日1時間もトレッドミルで走ったり、筋力運動をするなどというのはやり過ぎです。人それぞれに自分の年齢、体力に応じて工夫すればいいのです。

ゴルフを趣味にしている人は、ゴルフをすれば当然、歩きます。週に1度、ゴルフを楽しむという人なら、そのときにかなり歩くことになるでしょう。あるいは、週に1～2度、テニスをするという人もいるでしょう。

ゴルフやテニスをする日のために体力を維持しようとすれば、週に何回か歩いておかなければ足がついていかなくなるでしょう。そういった楽しみのためであれば、多少歩くことも苦にならないものです。そのように、仲間と一緒にできる、自分の体力に応じたスポーツを趣味にするのも一つの方法です。**運動することが「やらなければならない」というようにストレスになっては意味がない**のです。

リハビリの施設が整い、専門の先生方がおられると、リハビリには疾患により、それなりの運動メニューがあります。たとえば、高齢の方の場合はプールの中をゆっくりと歩かせます。もっとも簡単な運動は歩くことですが、体力がない人は外を歩くよりも水の中を歩くほうが危険もなく、無理なく体力がつきます。

まず何か運動をしようと思ったら、朝ジョギングをはじめるという方がいます。しかし、朝のジョギングは勧められません。朝は脳の血流も不足気味で、自律神経がまだきちんと働いていない、体も脳も目覚めていない状態です。そのため、つまずいてもとっさに体が反応せず、転倒して怪我をしたりする危険も高いのです。
さらに、朝は寝ている間に汗をかいて水分が失われ、血液がドロドロになり、血管が詰まりやすくなっています。朝方に脳梗塞が起こりやすいのもそのためです。そんな状態でジョギングをすれば当然、心臓や脳に梗塞を起こしやすくなります。ことに血圧が高い人は、冬の寒い朝、急に走ったりすると血圧が一気に上がるので危険です。

血圧が高く、心臓や脳に不安があるのなら、寝る前に水をコップ1杯飲んでおくことです。あるいは枕元に置いて、夜中に目が覚めたら飲むようにすれば、血液が濃くなることを抑えることができます。高齢になると血圧が高くなるので、高齢の方は夜寝るときに水を用意したり、朝起きて水を1杯飲むようにすることです。

ちょっと話がずれましたが、ちんたら運動としてのお勧めは、なんと言っても歩くことです。もっとも手軽にできる運動です。しかも、歩くことは体力維持のためにいいだけではなく、脳細胞を活性化するということも定説になっています。歩けば最低限、足の筋力も保てます。日頃、車を使っている人は、なるべく車を使わず、歩くように心がけるだけでもいい。何か特別な運動をしなくても、**歩くことを心がけるだけでも運動になります**。しかも、脳細胞が活性化して、ボケも防ぎます。

ちなみに、歩くことの利点として、脳内物質のセロトニンが分泌されることもあげられます。セロトニンはリズム運動で分泌されると言われます。セロトニンは気分を安定させる役割があり、うつ気分やストレスを解消させます。

あまり短時間ではそれほど効果がないようですから、年齢や体力に応じて歩く時間を調整すればいいのです。もちろん、毎朝30分程度歩くことを習慣にできればいいでしょうが、そうでなくても、仕事をしているのならば、仕事の合間や昼休みに、10分でも15分でも歩く、通勤を工夫して、早目に出て一駅分歩くなどをすればいいのです。

運動のやり過ぎは危険ですが、まったく運動をしないというのもよくありません。定年になって家にこもりがちで、あまり外に出歩かなくなると、あっという間に歳をとってしまいます。リタイアした方は、どうしても家に閉じこもりがちになりますから、散歩や外に出る機会を自分でつくることが大切でしょう。

(2) 腸内を健康に保てば免疫力が高まる

粗食は体に悪い、歳をとっても肉も魚介類も何でも食べる

食生活についてはすでにお話ししたように、粗食がいいというのは間違っています。よく、中高年になったら肉ではなく魚にしたほうがいいと言われますが、別に肉を食べても構いません。

要は、バランスよくなんでも食べることが大切なのであって、肉ばかり食べるという極端なことをしなければいいのです。

とくに**50歳を過ぎたら粗食はやめたほうがいい**のです。貝原益軒《かいばらえきけん》の『養生訓《ようじょうくん》』の粗食説は、完璧に間違っています。平均寿命が長くなるにつれ、時代ごとの健康常

識も変わってきます。50歳まで生きられなかった江戸時代と、90歳くらいまで生きるはずの現代の子どもたちとでは、健康維持のために注意すべき項目も全く違うはずです。また環境要因の違いも大きく、裕福な国の人々の寿命と、そうでない国とでは、大きな違いがあります。政治、経済の要因なしで健康寿命を延ばすことはできません。

長生きの人が動物性のたんぱく質を含めてバランスよく摂っているということは、いろいろなデータからわかっています。

たとえば、東京都老人総合研究所の100歳老人の食事調査（1972〜73年調査）によると、たんぱく質摂取量中の動物食品の割合は、100歳以上の男性は59・5％、女性は57・6％と、日本人平均の48・7％よりも多く、毎日、動物性たんぱく質を食べている男性は100％、女性は80％以上です。

また、別のデータ（健康・体力づくり事業財団の2002年の調査）でも、男女ともに、1日の食事回数は「3食きちんと食べる」人が9割以上です。そしてご飯、パン、麺などの主食は、男女とも約9割近くが「毎食」食べています。

肉類と魚介類を食べる頻度は、肉類は男女ともに「ほとんど毎日食べる」「2日に1回食べる」が4割程度、魚介類は8割近くにのぼります。魚介類のほうが多いものの、肉類も十分摂っています。

牛乳・乳製品を毎日摂っている人は、65％以上、「2日に1回」を含めると75％近くになります。卵は約半数が毎日、野菜は「ほとんど毎日食べる」人が男女ともに約9割、豆類、海藻類も「ほとんど毎日」「2日に1回」をあわせると、70〜80％を占めます。

このように見ると、粗食ではなく、動物性たんぱく質も含めて、いかにバランスよくいろいろなものを食べているかがわかります。

2011年、アップル社の社長だったスティーブ・ジョブズ（1955〜2011年）が56歳で、がんのために亡くなりました。彼は菜食主義で、肉を食べませんでした（後年は魚介類も食べていたと言われていますが）。そうした彼の食生活が、NK活性を落とす一つの要因であったとも思われます。インドなどに多いベジタリアンの方たちの平均寿命も決して長くありません。

別に肉や魚ではなく大豆でもいいのですが、たんぱく質をきちんと摂らないと、ＮＫ活性を落としてがんになる危険性が高まるのです。

食生活については、何でもバランスよく食べることです。肉は悪いどころか、活力をつけるためにも必要です。

80歳を過ぎてバリバリと仕事をしているエネルギッシュな人には、ステーキが大好きでよく食べている人が多い。

肉はよくないと言われますが、それは野菜をまったく食べずに肉ばかり食べるからです。昔、沖縄は日本一長寿でしたが、本土に比べ肉が安く、肉の消費量が本土の3倍以上だった頃です。今は本土の方の肉の摂取量も増えてきました。

納豆、キノコ類はＮＫ細胞を活性化する

がんを予防するためには、何度もお話ししてきましたが、ＮＫ細胞を活性化することが大切です。ＮＫ細胞の活性を上げる身近な食べ物としては、納豆やキノコ類

があります。

納豆はたんぱく質も豊富ですが、胃酸や胆汁《たんじゅう》にも強く、活きたまま大腸に届き、抗菌作用にもすぐれています。納豆に含まれるナットウキナーゼは血栓《けっせん》を溶かし、血液をさらさらにして、脳梗塞の予防にも有効です。

ナットウキナーゼの血栓溶解作用は食べてから8時間は持続するので、夕食で摂ると、寝ている最中に起こりやすい脳梗塞などの予防になります。また、一度に50グラム程度の量を食べるといい。

ただし、**血栓症予防のためにワルファリンを飲んでいる方は注意が必要**です。納豆菌は血液凝固因子をつくるのに必要なビタミンKの生合成を促進します。ワルファリン服用中はビタミンKの活性が抑えられた状態であるのに、納豆を食べることでビタミンKをつくり、ワルファリンの効き目が悪くなって血液が凝固しやすくなってしまいます。

そうしたことに注意すれば、納豆はたんぱく質が豊富で免疫力を上げる食べ物の一つです。

　また、キノコ類にはＮＫ細胞を活性化するβグルカンが含まれています。アガリクスやメシマコブなどは一時期、がんに効果があると言われ、健康食品として盛んに広告されていました。それらが本当にがんに効果があるかどうかはまだわかりませんが、シイタケに含まれるβグルカンについては研究がすすめられて、効果があるという報告もあります。

　２００８年に発表された味の素の研究グループによる調査研究があります。切除ができない再発の進行乳がん患者35人を被験者に、シイタケ由来の免疫《めんえき》賦活《ふかつ》成分レンチナン（β−1、3−グルカン）を微粒子化分散させた食品を摂取してもらい、約3年間フォローしました。1年生存率は82％、2年生存率は76％、3年生存率は約70％という、効果が期待できる良好な結果でした。

　その後、進行肝細胞がん患者や進行大腸がん患者に対する研究も行われていますが、やはり有効性が高いことが報告されています。

　また、キノコ類はβグルカン以外にも食物繊維が多く含まれているので、腸内環境を整え、腸内の免疫細胞を活性化してくれます。

腸内には免疫細胞の70％が集まっている

いま腸内の免疫細胞と言いましたが、腸内には体内の免疫細胞の70％が集まっており、免疫システムにとって大きな役割を果たしています。日本人の腸の全長は約9メートル、無数のひだを広げると、体表面の100倍の広さです。小腸はその中でも約7メートルの長さで、食べ物から栄養を吸収し、病原菌の侵入を防ぐという役割を担っています。

ちなみに、口から入った食べ物は、胃、小腸、大腸、肛門を通って排泄《はいせつ》されますが、胃から肛門までの一本の長い管が「消化管」と呼ばれます。小腸は十二指腸、空腸《くうちょう》、回腸《かいちょう》で成り立ち、全消化管の75％を占めています。

小腸が消化の中枢の役割を果たしているのに対して、大腸の仕事は食べかすの水分の吸収、食物繊維の発酵、便をためておくことです。盲腸、虫垂《ちゅうすい》、結腸、直腸も大腸に含まれます。

小腸は大腸よりも精密な役割を果たしていますが、「小腸がん」というのはあまり聞いたことがないと思いますが、非常に稀《まれ》な病気です。それに対して、大腸がんは部位別がん死亡率でみると、男性が肺がん、胃がんに続いて3位、女性が1位と近年、増加しています。

小腸がんが少ないのは、一つには発がん性物質の分解酵素が大腸よりも強く働くのに加え、免疫細胞の数も多く、その働きが活発であるからと考えられています。つまり、分解酵素と免疫細胞ががんを退治しているわけです。小腸の粘膜にはパイエル板という独自のリンパ節があり、リンパ球細胞が密集していますが、このリンパ球が体に有害な物質を撃退し、体内に吸収させないようにしているのです。

たとえばインフルエンザにかかると、気道免疫や腸管免疫システムが働き、インフルエンザウイルスを攻撃して発熱などの症状が出ます。さらにリンパ球が活性化されて抗体がつくられ、インフルエンザが快方に向かいます。そうした過程で、ほぼ1週間程度でウイルスを退治して治ります。このとき、つくられた抗体の記憶が残るので、次に感染し同じウイルスが体内に入ってきたときにはただちに対応するので、インフルエンザにかかりにくくなるか、あるいはかかっても軽症ですむ。

また、活性化されたリンパ球は腸内だけにとどまらず、血液に入って全身のリンパ球を活性化し、その一部がまた腸管リンパ組織に戻ってきます。そこでT細胞、B細胞とともに、NK細胞も活性化されます。

小腸は脳の支配を受けない

小腸にがんが少ないもう一つの理由は、小腸の神経細胞が脳の支配から独立しているからだと考えられます。

小腸には1億個の神経細胞がありますが、それらの神経細胞は脳の神経細胞とほとんどつながっておらず、脳の支配を受けていないのです。胃や肝臓、腎臓などは腸から分かれた臓器で、小腸から指令を受けています。

それに対して、大腸は脳と密接につながっています。そのために、小腸は脳のストレスの影響を受けにくいのに対して、大腸はストレスの影響を受けやすいのです。

それが、大腸にはがんができやすいのに対して、小腸にはがんができにくい理由ではないかと考えられます。

小腸はときに、脳にも指令を出しています。たとえば、毒物などが入ってきたときには、脳の嘔吐中枢《おうとちゅうすう》を刺激して吐かせようとするのです。

アメリカの生理学者マイケル・D・ガーションは『セカンドブレイン　腸にも脳がある！』（古川奈々子・訳／小学館）という本を書いています。彼は、脳に存在している「セロトニン」が腸にも存在することを発見しました。さらに、体内のセロトニンの95％が腸でつくられていることをつきとめたのです。そこで、腸を「セカンドブレイン」と名づけました。

彼はこの本の中で、「現在我々は腸に脳があることを知っている。とても信じられないことかもしれないが、あの醜《みにく》い腸は心臓よりずっと賢く、豊かな感情を持っているのである。脳や脊髄《せきずい》からの指令がなくとも反射を起こさせる内在性神経系を持っている臓器は腸だけである。……頭蓋と腸の両方にそれぞれ別の感情を持つ脳を発達させたのである」と述べています。夜、就寝して大脳は寝ていても腸は別の司令を受けて一晩中働いています。

小腸は、脳とは別の系統で体の働きをコントロールしているのです。免疫もその一つであり、小腸の働きと密接にかかわっています。眠ると脳は休んでいますが、腸は起きていて消化活動を行っています。腸がうまく働いている時は、腸からセロトニンが分泌されますから人は機嫌がいいのですが、腸に異常が起きると、腹痛のみならず人は機嫌が悪くなります。このように腸は体全体に大きな影響を及ぼしています。

高齢になるほど腸内の善玉菌が少なくなる

腸内には約500種類、100兆個の細菌が棲《す》んでいますが、その中には、体にいい働きをする「善玉菌」、悪い働きをする「悪玉菌」、普通の働きをする「日和見《ひよりみ》菌《きん》」があります。

乳酸菌やビフィズス菌などが善玉菌の代表で、乳酸やブドウ糖を餌にして、ビタミン、ホルモン、アミノ酸を生成し、消化吸収を助け、腸内の働きを整え、便秘や下痢を防ぎます。また、悪玉菌の活動を抑えて、悪玉菌が生み出した有害物質を中和して病気を防ぎます。

一方、悪玉菌には大腸菌、ウェルシュ菌、ブドウ球菌などがあります。悪玉菌はたんぱく質を腐敗させて有害物質を発生させ、炎症を起こしたり、発がん物質をつくったりします。

日和見菌は周囲の影響を受けて働く、文字どおり「日和見」の腸内細菌です。善玉菌が多いときには善玉菌の味方をするか、おとなしくしていますが、悪玉菌が多くなると悪玉菌の味方をします。善玉菌にも悪玉菌にもなり得る腸内細菌のことです。バクテロイデス菌、連鎖球菌などです。

たとえば、バクテロイデス菌は、ビタミンを合成したり、病原菌感染を防ぐという有用な働きをする反面、腸内の腐敗を進め、発がん物質をつくるという悪さもします。

大人の腸内では個人差はありますが、日和見菌が70％、善玉菌と悪玉菌がそれぞれ15%ずつという割合です。その割合は食べものやストレス、体調などによって変わります。そして、歳をとるにつれて悪玉菌の割合が増えていき、善玉菌のビフィズス菌がどんどん少なくなります。ですから、**高齢になればなるほど、腸内を健康に保つことが大事**になります。

理想的な便は、赤ちゃんの便だとよく言われます。乳を飲んでいますから乳酸菌が多く、いわゆる悪玉菌が少ないのです。甘酸っぱく、嫌な臭いもしません。ところが、歳を取ると、時に大腸がんなどの原因にもなるとも言われる悪玉菌が増え、臭くなってきます。

乳酸菌飲料を毎日摂取すれば、誰でも赤ちゃん型になるので、老人病院特有のオムツの臭いもなくなります。ですから、長寿の秘訣の一つは腸の中を乳酸菌だらけにしておくことかもしれません。ヨーグルト発祥の地、ブルガリアに長寿の村があるのはそのためです。

ビフィズス菌などの善玉菌は大腸の入り口で増殖し、奥に行くほど弱まります。ですから、便が長く大腸にとどまるほど悪玉菌が増殖し、有害物質も増えて、腸壁から体内に吸収されることになります。そのため、便秘が続くと吹き出物などに悩まされるのです。また、自律神経のバランスも崩れ、免疫力も落ちます。

皮膚は「内臓の鏡」と言われていますが、実際、腸の状態を反映しています。肌が荒れている、顔色が悪いという人は、まず便秘を治すことが大切です。

乳酸菌が長寿に効果

それでは、腸内の免疫力を活性化するにはどうしたらいいのでしょうか。

腸内環境を生きた微生物で整える「プロバイオティクス」という考え方が、十数年前、ヨーロッパから世界に広まりました。

病原菌を殺す抗生物質を「アンティバイオティクス」と言います。抗生物質はたしかに病原菌を殺すのに威力を発揮しますが、病原菌とともに腸の善玉菌も殺してしまうので、お腹の調子が悪くなったり、免疫力を落としたりします。こうした抗生物質の副作用などに対する批判から、乳酸菌などの善玉菌を摂ることで、消化器系のバランスを改善して体内環境を整えることによって、自然治癒力を高めて未然に病気を防ごうという考え方です。

プロバイオティクスの代表的なものは乳酸菌、ビフィズス菌などです。乳酸菌で牛乳を醗酵《はっこう》させたヨーグルトは、人類が7000年前から食べていたと言われる醗酵食品です。

乳酸菌が長寿と関係あるとはじめに考えたのは、パスツール研究所のイリヤ・メチニコフ（1845～1916年、ロシアの微生物学者）です。メチニコフはヨーグルトをよく食べるブルガリアに長寿者が多いことに注目し、1907年、『不老長寿論』という著書を出版し、その中で「老化は、腸内の有害な菌が引き起こす。ヨーグルトはその害を抑制するので長寿に有効」という仮説を発表しました。

その後、さまざまな論争があり、初期に開発されたヨーグルトなどプロバイオティクス製品は、ほとんどの乳酸菌が胃で死滅してしまい、腸に到達しないことが明らかになりました。それでも、現在では死んだ乳酸菌でも、体に作用して血圧やコレステロール値、免疫力を正常に保つ効果のあることが認められています。

もちろん、生きた乳酸菌が腸に届くほうが、効果が高いことは間違いありません。その研究は日本がパイオニアです。ラクトバチルス・カゼイ・シロタ株（ヤクルト菌）は耐酸性なので、胃液でもほとんど死滅することなく、生きたまま腸に届きます。

これを開発したのは、代田稔《しろたみのる》（のちのヤクルト創始者）博士です。いまから90年以上前の1930年に、京都大学医学部の微生物学教室で、生きたまま腸に届く乳酸菌の強化培養に成功しました。代田氏の名前をとって「シロタ株」と名づけられたのです。

私たちもシロタ株を使った実験を行っています。NK細胞が弱っている被験者にシロタ株入りの乳酸飲料を3週間続けて飲んでもらいました。すると、飲み出した直後からNK細胞の活性が高まり、その効果は6週間維持されました。

いまでは優秀な乳酸菌がいろいろ開発され、さまざまな商品として売り出されています。どんな種類の乳酸菌食品を摂ればいいかは、それぞれの体質に合わせてください。最低1週間、毎日200グラム食べ続けて便秘が解消された、風邪にかかりにくくなったなどと体調がよくなる効果が実感できたら、それが自分に合った食品です。

乳酸菌の種類によって、それぞれ効果が多少違います。例を挙げれば、LNG21乳酸菌（明治プロビオヨーグルトLNG21。ピロリ菌減少に効果）、ラクトバチルス・カゼイ・シロタ株（ヤクルト。便秘・下痢解消や免疫力を上げ、発がん性物質の生成を抑える効果）、ビフィズス菌BB536（森永ビヒダスヨーグルト。ヨーグルトになった初のビフィズス菌で、整腸作用やアレルギーに効果）、LGG乳酸菌（タカナシ乳業のLGGヨーグルト。整腸作用やアトピー予防に効果）、R－1乳酸菌（明治R－1ヨーグルト、風邪やインフルエンザにかかりにくくなる）などがあります。

いずれにしろ、乳酸菌を摂ることによって腸内を整えることで、NK細胞が活性化されて免疫力が上がり、肌の若さを保つなどのアンチエイジング効果もあります。ですから、腸内を健康に保つことは、心身の健康や若さを保つうえで大切です。

インフルエンザが流行した時、明治のR－1を服用していた学校は休校にならず、服用していない近所の学校は休校したという報告があります。これはR－1による NK細胞の活性化で説明することができます。R－1で風邪やインフルエンザが防げることが実証されたのです。

腸内細菌に詳しい辨野義己《べんのよしみ》（元理化学研究所バイオリソースセンター微生物材料開発室長）氏による調査（第23回ヤクルト健康調査）では、「腸年齢が若いほど肌の悩みが少なく、心も体も健康で見た目も若い」という結果が出ています。ヨーグルトなどの動物性乳酸菌だけでなく、ぬか漬け、キムチなどの漬物や味噌からは、植物性乳酸菌を摂取することができます。

たとえば、京都の代表的な漬物である、すぐき漬けには「ラブレ菌」という植物性乳酸菌の一種が含まれており、整腸作用やインフルエンザにかかりにくくなるなどの効果が期待できます。加えて、植物性乳酸菌の腸内生存率は、動物性乳酸菌の約10倍と言われますから、日頃から漬物をよく食べることはいいのです。

体を温めるとNK細胞が活性化する

多くの人たちが言っているように、体を温めることが健康にいいのはたしかです。

温めることでＮＫ細胞が活性化するからです。ＮＫ細胞は体内温度が37度（わきの下で36・5度）以上で活発に働きます。逆に、35度台の低体温になると弱まります。

ですから、ＮＫ細胞を活性化するには体温を上げるのがいい。体温を上げる手軽な方法はお風呂に入ること。お風呂に入り体が温まれば、血管が開いて副交感神経が優位に働きリラックスします。日頃のストレスも解消します。

40度程度のぬるめのお湯につかり、15〜20分程度、ゆっくりと温めるのが効果的です。42度以上の熱いお湯ではゆっくりとつかることができませんし、ぬるめのお湯につかるのとは逆に交感神経を刺激します。しゃきっとする効果はありますが、リラックス効果はありません。

体力のない人、高血圧や心臓が弱い人、病気がちな人は、鳩尾《みぞおち》までの半身浴であれば、負担がかからず、無理がなく効果的です。また、足湯も効果的です。全身つかるよりも長時間温めないといけないので時間はかかりますが、足をじっくりと温めることで徐々に全身がぽかぽかしてきて汗が流れてきます。

ただし、高齢の方などは冬の入浴には注意が必要です。温かいところから寒い脱衣場に行って服を脱ぐと、血管が縮み、血圧が上がります。湯船に入ると、今度は血管が拡張し、血圧が急降下します。わずかな時間に血圧が高くなったり、低くなったりします。そのために脳梗塞や脳出血を起こしやすくなります。

また、汗をかくので血液の水分が失われてドロドロになり、脳梗塞や心筋梗塞を引き起こしやすくなります。ですから、入浴前後にはコップ1杯の水分を摂ることです。できれば、脱衣場や風呂場をあらかじめ暖めておくといいでしょう。

風呂よりも手軽に体が温まるのは、食べものです。**生姜《しょうが》を使ったもの、唐辛子が効いているキムチなどを摂るといい**のです。そうした辛いものを食べると、体温が上がります。生姜湯、生姜紅茶など、手軽に摂れるものを工夫して食生活に取り入れるといいでしょう。

(3)「いい人」をやめれば病気にならない

感情はため込まないで解放させる

適度な運動や食べもの、体を温めることなどでせっかく免疫力を上げても、悩みや悲しみなど、ストレスが強いと免疫力は落ちてしまいます。ストレスを解消し、NK細胞を活性化するためにも、笑いを心がけましょう。笑いがNK細胞を活性化することは、すでに第1章でお話ししたとおりです。

とはいえ、日常的に笑えるようなことは少ないかもしれません。歳をとればとるほど、ちょっとしたことでは笑えなくなるかもしれません。そういう方は、テレビのお笑い番組をばかばかしいと片付けず、努めて見るようにして笑ってほしいものです。また、つくり笑いでもＮＫ細胞が活性化するのですから、ちょっと口角を上げて笑顔をつくるように心がけたいものです。人と話すときに笑顔を心がければ、免疫力が上がるだけでなく、人間関係もよくなります。

日本人は大笑いすることもほとんどないし、また、悲しみ、怒りなどの感情も抑えがちです。率直に感情を表に出すことをよしとしない文化もあるからでしょうし、得意でもないようです。どうしても、感情を抑えがちです。しかし、怒りなどを抑えてため込んでいると、その感情はうちにこもってどんどん大きくなり、思わぬところで爆発しかねません。怒りや悲しみなどのマイナス感情は、できればため込まずに、その場、その場で解放したほうがいいのです。

プラス感情はもちろんのこと、面白ければ笑えばいいし、嬉しいことがあれば喜べばいいのです。**その時々の感情はできるだけそのときに表したほうが感情が解放されてストレスがたまりません。**

とはいえ、率直に感情を出せないときもあるでしょう。

たとえば、取引先の相手や職場で上司に腹が立つことがあっても、相手に怒りをぶつけることはできません。どうしても抑え込むことになります。それが重なれば、怒りがどんどんたまります。家庭で妻や子どもに対して八つ当たりしてしまうことになるかもしれません。そんなときには、仕事帰りに同僚と1杯飲んで愚痴を聞いてもらえばいいのです。あるいは、帰りにスポーツクラブで汗を流す。日頃から、自分なりにうまくストレスを解放する方法を持つことが大切です。

自分の気持ちを聞いてもらえるような同僚や友人など、**親しい人間関係を持つこと**も大切です。気がねのいらない友人とお酒を飲んで話をすれば気分は変わります。適量のお酒はストレス解消になり、免疫力も上がります。ただし、二日酔いするほど飲むと、かえって逆効果です。運動と同様に、飲酒も適度が大事なのです。

仲間をつくるようにする

仕事、人間関係など、日頃さまざまなストレスを抱えているのが普通です。人間関係はストレスにもなるものですが、逆に人間関係はストレスを解放してくれるものでもある。学生時代の友人や同僚などと飲んで話を聞いてもらったり、愚痴を言い合うのもストレス解消になります。また、家庭で奥さんに聞いてもらうのもいいでしょう。そうした、話を聞いてもらえるような仲間、家族などの人間関係はとても大切です。

実際、仲間と話し合うことでがん患者の余命が延びるという研究結果（1989年のイギリスの医学雑誌『Lancet』発表論文）があります。スタンフォード大学の精神科医デヴィッド・シュピーゲルは、転移性乳がん患者（乳がんが転移して進行したがん）に、患者同士で悩みを話し合う集団心理療法を行いました。

1年間の集団心理療法を受けたグループと受けなかったグループのその後を調べたところ、平均余命が受けなかったグループが18・9カ月だったのに対して、受けたグループは36・9カ月と、受けなかったグループよりも18カ月長く、2倍近く長くなっていたのです。

人に悩みを聞いてもらい、苦しみを分かち合うことで、がんの進行を遅らせることができるということがわかりました。この研究で、心と体の関係が明確になり、

心のあり方で体も大きく変わるということがはっきりと示されたのです。

こうした例は、人に悩みを聞いてもらえるような人間関係が免疫力に大きな影響を及ぼすことを示しています。ですから、人づき合いが苦手で友人が少ない人は、趣味や地元のサークルなどに積極的に参加するようにし、仲間をつくるようにすることが大切です。

思い切って「いい人」をやめよう！

ストレスをうまく解消できないでいると、NK活性のような免疫力はどんどん下がります。自分の感情を抑えがちなタイプは、ストレスをためやすいのです。そういう人は、「こんなことを言ったら、この人はどう思うだろう」などとつねに気をつかいます。周囲の人のことをつねに気にかけて、いつも相手がどう思うか、どう考えているのかなどと、人の気持ちを優先します。そのため、人から頼まれたら本心では嫌なのに「ノー」と言えず、つい引き受けたりします。

頼まれたら断れないタイプの人は、人に嫌われたくない、「いい人」と思われたいという気持ちがどこかにあります。このような「いい人」は、自分の本当の気持ちや感情をつねに抑え込んでいるので、どうしてもストレスがたまります。序章で紹介したタイプCに近い人です。

また、自分のほうから人に頼むことができず、何でも自分で背負い込んでしまう人がいます。そういう人は、うまく人を使いこなすことができません。どうしても仕事をため込みがちです。自分で背負い込むような人は、真面目で責任感が強く、完璧主義の人でもあるのです。まさに、うつ病になりやすいと言われるタイプです。

こういうタイプも、人から見ると「いい人」です。また、「人からどう思われてもいい」と居直れない「いい人」です。あなた自身の中に、そんな「いい人」でありたい気持ちが強くあるのかもしれません。若くして亡くなってしまう人には、周囲から「あんなにいい人が……」と言われる人が多い。それは、「いい人」であることでストレスをためるので早死にしやすいとも考えられます。

私は多少不良のほうが健康長寿だと言っていますが、「いい人」は免疫力を落として病気になりやすいのです。**ストレスをためないようにするには、思い切って「いい人」をやめればいいのです。**それが免疫力を上げることに結びつきます。

とは言っても、性格はなかなか直せないかもしれませんね。でも、まず態度、行動から変えていけばいいのです。嫌なことははっきりと断る、相手に仕事を割り振らなければならないときには、きちんと言うようにすることです。

相手から嫌な顔をされることがあるかもしれませんし、場合によっては「嫌なやつだ」と思われるかもしれません。「それでいいじゃないか」と居直ることです。人にとって「いい人」でいることは、自分にとっては「いい」ことではありません。時に気の置けない仲間や親族で、他人の悪口を言い合うのもストレス解消につながり、ＮＫ活性上昇が期待されます。

独身者は寿命が短い

独身者のほうが、結婚している人よりも5～10年余命が短いというデータがあります。たとえば、国立社会保障・人口問題研究所の調査では、40歳時の平均余命は、男性は未婚30・42年、配偶者あり39・06年、死別34・95年、離別28・72年、女性が未婚37・18年、配偶者あり45・28年、死別43・32年、離別40・49年（1995年時点）です。

男女ともに配偶者がいる人よりも、未婚の人のほうが約8年、余命が短いのです。さらに男性の場合、同じ独身であっても、未婚の人よりも離婚した人のほうがさらに短いのです。死別でも、配偶者のいる人よりも約6年短い。

女性はと言えば、離別しても未婚者よりも3年以上長く、配偶者がいる人との差は約5年、死別との差は2年です。面白いことに、女性は死別や離婚で一人になっても、独身のままよりも長生きです。

またアメリカでも、独身女性の寿命は既婚女性より平均7〜15年短く、独身男性は既婚男性より8〜17年短いという調査（ルイスヴィル大学の研究グループ）もあります。

洋の東西を問わず、妻のいる男性と比べて独身男性は早死にするのです。死亡原因は日本人の死亡原因の3大疾患のがん、心臓疾患、脳血管疾患については、妻がいてもいなくても変わりません。しかし未婚の男性の場合、肝疾患と事故、離婚した人は肝疾患、事故と自殺、死別した人は自殺と事故が多い。文芸評論家の江藤淳さんの自殺が話題になりましたが、妻に先立たれて自殺する男性は少なくないのでしょう。男性の場合、精神的にも弱いのでしょう、一人暮らしの寂しさからお酒を飲み過ぎて肝臓を壊したり、自殺に走るということかもしれません。

男性は、定年でそれまでの職場の人間関係がなくなってしまうと、家族以外の人間関係がまったくなくなってしまう人が少なくありません。歳をとればとるほど、友達や仲間をうまくつくれなくなります。そのうえ、奥さんと離婚したり、先立たれてしまうと、話し相手すらいなくなってしまいます。

女性の場合には、それほど極端なことはありません。それどころか、ご主人に先立たれた女性のほうが、それまでの世話から解放され、自由に友達と旅行に行ったり、遊びに行くことができるようになり、生き生きと暮らしているという話をよく聞きます。

若いときはそれほど極端ではないでしょうが、男性の場合には、高齢になるほど身近に女性がいることが大切になり、逆に女性は男性が身近にいると、食事などの世話があってかえってわずらわしく、いないほうがいいということになるのでしょうか。

いずれにしろ、男性と女性は生理的にも精神的にも違うことがわかります。やはり、女性のほうが肉体的だけでなく精神的にも強く、長生きできるのです。

男性が健康で長生きするには、そばに女性がいることが必要

高齢化が進めば進むほど、高齢者の一人暮らしの問題と健康長寿の問題が大きくなります。ですから、ことに男性は奥さんの存在が大事になります。いま熟年離婚が多くなっていますが、熟年離婚した男性は、一人暮らしになり、身近に話す相手もいなくなりがちです。生活も荒れがちで、健康をそこね、早死にする危険性が高くなります。75歳以上の男性は、奥さんでも娘さんでもいいのですが、女性がそば

にいないと早死にしてしまい、逆に75歳以上の女性は男性がそばにいないと長生きするという調査もあります。

奥さんと死別した高齢の男性は、娘がいればできれば娘と暮らすのがいいのです。息子と同居では、男同士で相手の服装にも注意を払いませんし、生活がめちゃくちゃになりやすいものです。その点、娘は多少口うるさいかもしれませんが、「お父さん、そんな服装で外に出ないでよ」などと言われ、身だしなみにも注意しますし、食事、洗濯などの家事も負担してもらえます。

高齢で独身の男性は、奥さんがいる人よりもいっそう仲間、友人を多く持つことが大切になってきます。できれば同性の友人だけでなく、女性の友人を持ちたいものです。何も男女関係になる必要はありません。時々会って、お茶やお酒を飲むといった程度のつき合いでいいのです。女性と会うとなれば、多少身だしなみにも注意を払うようになります。

いくつになっても、異性に心をときめかすことが若さを保つ秘訣ですし、それが健康長寿にも結びつきます。別に同居していなくても、異性の友達がいるだけで健康にもいい。

「いい歳をして女性に興味を抱くなんて」などと思わずに、美人を見かければどきどきしたり、好みの女性タレントを持てばいいのです。スケベ心はいくつになっても必要です。真面目で謹厳実直な「いい人」では長生きできません。

お金と権力への執着が強い人ほど長生きする

異性に興味を持つということは、脳の刺激にもなります。栄養や体を動かす以外で脳の刺激になるのは、男性にとっては女性に対する興味、そしてお金と権力に対する執着です。

脳を使ううえでいいのは読み書きそろばんと言われますが、70〜80歳と歳をとるにつれて、まず字を書くのが面倒になり、読むのも面倒になります。その中で最後まで残るのは「そろばん」です。生活にもっとも必要なのはお金の勘定だからです。

お金に執着がある人は、長生きでボケません。

退職金を何千万円ももらって、年金が毎月20~30万円入るから、いざというときの経済的な備えは大丈夫、生活の心配がまったくないという生活では、刺激が少なくなり、ボケる危険性もあります。住宅ローンが残っているなど、多少借金があって、それを返すためにまだまだ働かなければいけないという人のほうが脳に刺激があるので、ボケずに健康で長生きする可能性が高いのです。

そうは言っても、借金のストレスが強過ぎたら、ストレスで免疫力が弱くなり、病気になりかねません。あくまでも、それほど深刻ではない程度の借金をするというのも、ボケないための一つの方法と言えます。

一般に国会議員が歳をとってもみんな元気がいいのは、たいていはいつもお金のことを考えているからです。国会議員はその地位を保つためにいろいろとお金がかかるので、借金せざるを得ないからです。

もちろん、国会議員の場合、権力に対する執着も強いものです。お金と同様に、権力への執着というのも脳の刺激になります。お金、権力に対する執着が強い人は当然、スケベ心も強い。ですから、いつまでも元気なのですね。会社でもトップに上りつめたような人間は権力欲、名誉欲が強く、そのような方々は、概《おおむ》ねコレステロール値も高い。そのため性ホルモンの分泌量も多く、アグレッシブな性格と関係している尿酸値も高めの方が多いのです。週刊誌のネタになる政治家もおられるようですが、医学生理学的に考えれば当たり前のことです。

ですから、「老害」などと言われても、いつまでも会社の会長に居座って権力の座から降りようとしないような人も出てきます。そういう執着も、元気で長生きするためには必要なものと言えます。そういう人は身勝手で、人のことなど考えませんね。そんな「老害」と言われて嫌われる人ほど、いつまでも元気で長生きする傾向にあります。

脳と免疫

諸説ありますが、成人した頃の人の脳神経細胞は、１０００億単位で存在するそうです。免疫を司《つかさど》るリンパ球は何かのきっかけで減っても次々に補強して増やすことができるので、ヒトの寿命がたとえ倍になろうと、免疫系が駄目になることはありません。しかし、脳の神経細胞は日々減る一方です。何をしなくても1日20万個は死滅します。シングルの水割り1杯を飲むだけでも20万個はなくなるそうです。それにもかかわらず、高齢になっても元気で活躍できる方がいらっしゃるのには理由があります。

脳神経細胞は1個の細胞からたくさんの紐のような突起が出ており、その紐と紐が組み合わさって密な網の目を形成しています。その網の目を伝わって電気信号が行き来するのが脳の働きです。ボケないためには、外から刺激を入れて網の目を密にしておくのも大切です。網の目の紐の接着をよくする効果は、ニコチンにもあるそうです。タバコを吸っていつも脳に刺激を与えていたり、多額の借金を抱えて悩んでいたりすると、ボケる確率は低いようです。ボケ防止は、タバコと借金ということです。

昨今の人工頭脳（ＡＩ）の発達で、ある程度、脳の働きはＡＩが代行できるようになってきました。たわいない会話や仕事などの日常の司令は側頭葉と頭頂部の2

カ所でこと足りること、難しいパズルや数学を解く時には頭頂部が要《かなめ》となることなど、側頭葉や頭頂部の簡易的な働きが次々解明されていますが、これらはＡＩでほぼ代行できるそうです。頭頂部が活躍する碁や将棋は、そのうちＡＩに取って代わられるでしょう。

一方、ＡＩで代行できないのが前頭葉の最も人間らしい脳の働きです。絵を描いたり、彫刻を制作したり、作曲したりする芸術的な働きや、未来を予測して新しいことにチャレンジすること、競輪・競馬といった賭けごと、恋愛や自分の好みの人に夢中になることなど、ドキドキワクワクにつながる冒険心などは人間独自のものです。前頭葉を使って嘘をつくこともできますが、ＡＩに嘘はつけません。これらの最も人間らしい脳の働きが、ＮＫ細胞の免疫の活性や心とつながっています。前向きで、いつもドキドキワクワクしているタイプのほうが長生きできます。

頭がいいというのは、このネットワークのつながりがいいことです。ネットワークのつながりがいいと、記憶力もいいのです。ですから、脳の神経細胞のネットワークをよくしておけば、歳をとっても頭が衰えません。

そのためには、**まず睡眠も大事**です。その日にあったことを覚えておくのは短期記憶で、海馬《かいば》にその情報が蓄えられます。そして、その記憶が長期に蓄えられるのは、夜眠っているときなのです。長期記憶は、脳のネットワーク全体に蓄積されているのではないかと考えられています。

夢を見るのは、そのような短期記憶をネットワーク全体の長期記憶に処理する過程で起こる現象だという説があります。つまり、寝て夢を見ているときにそうした処理をしているというわけです。ですから、夜眠らないと記憶が定着しません。夢を見ているときに、記憶を定着させる作業をしているということは、ネットワークのやりとりを盛んにしているわけです。歳をとるとだんだんと夢を見なくなると言われますが、すると記憶が更新されないということにもなります。ですから、脳のためには、人と多く会うなど、**日々刺激のある生活をしてネットワークを働かせ、夜はきちんと眠って記憶を更新していく**のがいいのです。

50歳くらいになれば、脳の神経細胞の数は減るので、記憶力は多少、衰えることもあります。しかし、ネットワークのつながりがよければ、高齢になっても脳は衰えません。記憶力が多少衰えても、失敗や成功の経験を生かした思考力、判断力など、成熟した脳の働きに磨きをかけ、若年者に勝る指導力が発揮できます。

ですから、なるべく外に出て人と会い、刺激の強い日々を送ることが、いつまでも頭の働きを衰えさせない秘訣です。

「健康長寿」への7つの習慣

いくつになったら健康に気をつけなければいけないかと言えば、免疫力という点からは、NK細胞が落ちてくる60歳が一つの目安になります。

40代、50代でがんなどにかかってしまうのは、本来であれば、その年齢はまだ免疫力が高いにもかかわらず、免疫力が低くなっている人です。なぜ低くなるかはわかりませんが、コレステロールが低い人は発がん率が高いのです。ですから、40代、50代で、風邪をひきやすいなど、自分で免疫力が弱いと思う人は、バランスよく何でも食べることを心がけてください。すでにお話ししてきたことですが、最後に、

NK細胞を活性化させる習慣をまとめておきましょう。

①食事は何でもほどよく食べる
②運動はちんたらやる
③いつも能天気に構える
④1日1回「わはは」と大笑いするように心がける
⑤仲間を大事にする
⑥異性に心ときめく
⑦夜遊びはしない

悲しいことや嫌なことなどのストレスは、その日のうちに友人などと酒を飲んで、カラオケなどを楽しむことで、忘れてしまうことが大事です。できるだけ、あくる日まで持ち越さないようにすることです。

定年を過ぎてからだと、親友などはなかなかできません。ですから、学生時代の友人や仕事仲間でも、それまでに気が合う仲間をつくっておくことです。真面目な人よりも多少やんちゃな人のほうが友人が多いものです。そういう仲間とワイワイ騒いでお酒を飲んで憂さを晴らすことができれば、ストレスを解消できます。

仲間が多い人ほど、憂さの晴らし方がうまいと言えます。あまり友人がいないのならば、奥さんを相手にいろいろなことを話せばいいのです。仲間でも家族でもいいのです。

一人暮らしで友人もいないとなると、一人でストレスをため込むことになり、免疫力を落とします。ですから、早死にすることになるのです。**一人暮らしの高齢者は努めて外に出て、地元のサークル活動に参加するなど、仲間づくり、話し相手をつくるようにすることが大事です。**他人の悪口を言い合うことによっても、前頭葉が刺激され、ＮＫ活性は上がることでしょう。人間らしい前頭葉の働きをさせるために、親しい友人や家族同士で悪口を言い合うのもいいかもしれません。

ＮＫ細胞を活性化するためには、ストレスをためないようにすることが第一です。

おわりに——生きがいを追いかけている時こそ一番健康な時

私は、日本中あちこちで健康や免疫にまつわる話をさせていただいております。その折、皆様に聞かれるのは、話した内容に関連した本のことです。何冊か、あちこちの出版社から講演に沿った内容の本が出ましたが、すべて売り切れてしまい、出版社に問い合わせても在庫がなく、皆様に謝るのが常です。その事情を解ってくださったワック出版の方々のご協力で、2012年に出した初版に、少し最近の知見を追加させていただき、2020年に新装版を出させていただきました（改訂しております）。本書は、その新装版を改題・改訂し、WAC BUNKO化したものです。

元来、私は医学部を卒業しながら基礎研究の分野だけで生きてきました。患者さんを診たり、治療した経験はありません。貝原益軒《かいばらえきけん》のように、臨床経験を基にした健康論とは違い、やぶにらみの健康論になっているかもしれません。日頃扱っているのは、すべてマウスをはじめとした動物がほとんどです。また、人のように寿命の長いものは少なく、短期間に経過が見られる、教科書的にわかりやすい動物を対象として、体の免疫の仕組みを解明した上で、人に応用しようという立場で研究を続けています。

私たちはかつて、恩師の免疫学者・多田富雄先生のもとで、動物に致死量の3分の1ぐらいの放射線を照射すると、その動物の免疫力が高まり、かえってたくさんの抗体をつくることを見つけました。それは、免疫反応のブレーキに相当するサプレッサーT細胞が、少量の放射に弱いためであることを報告しました。この発見で当時の免疫学界は大騒ぎになりましたが、そのおかげで私の人生は狂ってしまい、Medical DoctorでなくMouse Doctorの道に入った次第です。

ですから、人の健康を考える時にも動物実験に照らし合わせた色メガネで考えてしまいがちです。動物実験では、生き死にといった極限の結果を早く知ることが出てきますが、人では無理です。ですから私も常日頃の習性で、早く白黒はっきりさせるような拙速な、どちらかというと短絡的な健康論になりがちです。そこを御容赦いただきたい次第です。

一般の臨床の先生方から見たら、かなり非常識と思われる点も多々あることは承知しています。免疫の仕組みは神経・精神科といった人にしかわからない医学領域とはかなりへだたった感がありますが、研究の進展でそれらが互いにかなり密につながっている事象も解明されつつあり、やぶにらみの健康論も人に通じることがたくさん判明しています。

「序章」でも書いたように、〝心の世紀〟とも言われる21世紀は、人の高等な脳の動きが分子レベルで解明されることが期待されています。

本書では、気の持ちようで体が健康にも不健康にも調節できる可能性を免疫の仕組みから垣間見ました。

本来は健康などというのは忘れてしまい、いつまでも子どものような夢をもって、生きがいを追いかけている時が一番健康な時とも言えます。馬上討ち死ににになるかもしれませんが、人には皆、大なり小なりストレスがかかっています。それを撥《は》ね退《の》けるのも生きがいです。ストレスを取り除くために出てくるエネルギーが健康の源《みなもと》かもしれません。

最後に、WAC BUNKO化にご協力くださったワック出版の皆様に心より感謝申し上げます。

令和5年(2023)10月

奥村　康（おくむら　こう）
順天堂大学医学部特任教授。アトピー疾患研究センター長。1942年生まれ。千葉大学大学院医学研究科修了。医学博士。スタンフォード大学留学、東京大学医学部講師を経て、順天堂大学医学部教授、同大学医学部長を歴任。サプレッサーT細胞の発見者。ベルツ賞、高松宮奨励賞、安田医学奨励賞、ISI引用最高栄誉賞、日本医師会医学賞などを受賞。免疫学の国際的権威である。

免疫力《めんえきりょく》こそすべて！
「不良老人《ふりょうろうじん》」のススメ

2023年12月２日　初版発行

著　者　奥村 康

発行者　鈴木 隆一

発行所　ワック株式会社
東京都千代田区五番町４-５　五番町コスモビル　〒102-0076
電話　03-5226-7622
http://web-wac.co.jp/

印刷製本　大日本印刷株式会社

ISBN978-4-89831-889-8